La toilette dévoilée

Analyse d'une réalité
et perspectives soignantes

Chez le même éditeur

Lidy Arslan, *Si c'était à refaire – Les aides-soignantes*, 2003

Lidy Arslan, *Si c'était à refaire – Les infirmières*, 2002

Paule Bourret, *Les cadres de santé à l'hôpital. Un travail de lien invisible*, 2006

Marie-Ange Coudray, *Le cadre soignant en éveil. La fonction d'encadrement au défi de la quête de sens*, 2004

Claire Crignon-De Oliveira et Marie Gaille (coord.), *Qu'est-ce qu'un bon patient ? Qu'est-ce qu'un bon médecin ?*, 2010

Nathalie Dugravier-Guérin, *La relation de soin. Approches éthiques et philosophiques,* 2010

Michel Dupuis, Raymond Gueibe, Walter Hesbeen (coord.), *La banalisation de l'humain dans le système de soins. De la pratique des soins à l'éthique du quotidien*, 2011

Éliane Feldman-Desrousseaux, *Prendre soin de l'autre souffrant. La relation soignant-soigné en soins palliatifs*, 2007

Walter Hesbeen (dir.), *Dire et écrire la pratique soignante du quotidien. Révéler la quête du sens du soin*, 2009

Jocalyn Lawler, *La face cachée des soins. Soins au corps, intimité et pratique soignante* (éd. française et présentation de Marie-Françoise Collière), 2002

Jean Lombard et Bernard Vandewalle, *Philosophie et soin. Les concepts fondamentaux pour interroger sa pratique*, 2009

Jean Lombard et Bernard Vandewalle, *Philosophie pour les professionnels de santé. Concepts et problématiques*, 2010

Catherine Mercadier, *Le travail émotionnel des soignants à l'hôpital. Le corps et l'interaction soignant-soigné*, 2002

Sylvie Pandelé, *La grande vulnérabilité. Esquisse d'une éthique sur le handicap, le grand âge et la fin de vie*, 2e éd. revue et augmentée, 2010

Sylvie Pandelé (coord.), *Accompagnement éthique de la personne en grande vulnérabilité*, 2009

Marie-Christine Pouchelle, *L'hôpital corps et âme. Essais d'anthropologie hospitalière*, 2003

Marie-Christine Pouchelle, *L'hôpital ou le théâtre des opérations. Essais d'anthropologie hospitalière – 2*, 2008

Philippe Svandra, *Éloge du soin. Une éthique au cœur de la vie*, 2009

Marie-annick Delomel

La toilette dévoilée

Analyse d'une réalité et perspectives soignantes

6e tirage

Seli Arslan

Éditions Seli Arslan
14 rue du Repos
75020 Paris

Illustration de la couverture : Alain Héraud, gouache, sans titre, 1998
(Collection privée)

ISBN : 2-84276-032-8

À toutes mes élèves infirmières et aides-soignantes
À tous mes élèves infirmiers et aides-soignants

Sommaire

7 – LA RELATION DES INFIRMIÈRES AUX SOINS DE BASE : DE L'IDÉAL DU RÔLE PROPRE INFIRMIER À UNE RÉALITÉ DÉCEVANTE LE RÔLE DE LA FORMATION

Avant-propos et remerciements

J'ai réellement commencé à m'intéresser à la relation de soins d'hygiène il y a plus de vingt ans, alors que j'étais jeune infirmière enseignante à l'école d'infirmières de Libourne. À cette époque, j'enseignais la pratique de la toilette, comme il se devait, en n'omettant pas d'inciter fermement mes élèves au respect de la pudeur – principe auquel j'avais moi-même été formée – et, plus nouveau, dans un contexte de reconnaissance de la personne soignée, à la préservation des habitudes de vie. Globalement, je suivais ce courant qui n'a fait que se renforcer depuis et qui consistait à mettre l'accent sur l'aspect (on ne disait pas encore « dimension ») relationnel. Mais, nonobstant la méthode pédagogique et mes efforts pour développer cet aspect, le résultat était le même : les élèves savaient intuitivement tout cela et n'avaient rien à apprendre de plus. Cela tombait sous le sens, et nous étions tous d'accord ! En même temps, les psychologues étaient chargés de former les élèves infirmières/infirmiers à la connaissance de la personne et à la relation interpersonnelle... Sachant ce qui était bon et bien pour eux, ils opéraient de façon plus ou moins mystérieuse et isolée. Que dire (je n'avais aucun répondant) et qu'attendre des sciences humaines pour la pratique soignante (je n'avais pas de demandes précises, même si je sentais confusément, d'après l'ambiance générale, que ces connaissances pouvaient être utiles et nécessaires) ? Il me fallut une expérience professionnelle fortuite en rééducation fonctionnelle pour entrevoir un questionnement sur la relation de soin, et particulièrement celle engendrée par une réponse aux besoins de base des personnes soignées. Quelques années plus tard, après être revenue à l'école, forte de cet enrichissement clinique, j'entrepris une formation en sciences de l'éducation à Bordeaux (cycle très ouvert, pourvu que l'étudiant ait envie de chercher et d'apprendre). C'est là que je commençai à m'initier à la recherche intellectuelle qui m'amena progressivement à élucider ce qui était resté sans objet défini et sans véritable suite.

La relation soignant-soigné au cours des soins d'hygiène me questionnait toujours et, surtout, j'en avais assez de répéter sans cesse la même chose, d'être dans l'impasse. Je pressentais que d'autres choses intervenaient, moins évidentes à saisir, mais tout aussi importantes, sinon plus.

Alors, au mois de juillet de l'année 1985, je me suis engagée pendant trois semaines, tous les matins, avec la collaboration active de deux jeunes infirmières, Sylvie Blaye et Florence Gagnerot, dans la réalisation de toilettes des malades de leur service de médecine. Au moyen d'une observation participante, nous avons consigné discrètement ce qui se disait pendant le soin, et nous l'avons ensuite analysé (ce qui a donné lieu à une publication interne dans le *Bulletin du Service Infirmier du Centre hospitalier de Libourne*). Modeste, ce travail a eu toutefois l'avantage d'esquisser une problématique originale : ce qui se passait pendant la toilette était en fait beaucoup plus compliqué que les habitudes de vie et la pudeur qui retenaient habituellement notre attention et constituaient tout notre savoir, au-delà de l'hygiène bien sûr… Les gens parlaient surtout d'eux-mêmes, de leurs difficultés, de leur peur, de leur devenir à travers les multiples propos, courts et codés le plus souvent, qu'ils nous adressaient plus ou moins directement mais avec insistance. Qu'attendaient-ils de nous ?

Reprenant ce travail inachevé au cours de mon parcours universitaire, Pierre Clanché, l'enseignant auquel je le proposai, me suggéra de lire *La Montagne magique* de Thomas Mann. Ce fut le début de l'utilisation d'œuvres littéraires, dont certaines citations jalonnent cet essai. Ce que je trouvais dans la littérature enrichissait sous un angle nouveau mes observations et ma réflexion sur les soins, la maladie, la dépendance, les relations de soin, et elle me devenait nécessaire pour éclairer de connaissances nouvelles un monde familier. Dans ce travail, j'ai eu à maintes reprises recours à des œuvres littéraires (romans et témoignages). Mes essais d'analyse seront sans doute jugés lacunaires, orientés et maladroits. N'ayant pas de formation littéraire, j'admets volontiers ces critiques. Cependant, il ne s'agit pas pour moi de prétendre à une analyse de l'œuvre proprement dite, mais je pense que, lorsque cette dernière a pour sujet la maladie, le corps, le rapport aux soins et aux soignants, la vieillesse et la mort, elle est une source précieuse d'élucidation et de compréhension de ces questions humaines fondamentales que l'écrivain nous renvoie en miroir grâce à son élan créatif. Je ne regretterai jamais (même en concédant les maladresses interprétatives) les pages de Zola décrivant la confrontation de Thérèse et son amant Laurent à la paralysie de la tante Raquin et les évocations macabres et horrifiantes que son seul visage figé et émacié suscite, ou celles de Tolstoï racontant l'agonie d'Ivan Ilitch, la découverte de son visage dans le miroir et l'abandon de son entourage, car elles nous révèlent l'essence de l'humain face aux questions de la vie et de la mort ; ou encore l'engagement d'Angelo (le hussard de Jean Giono), animé d'un formidable élan vital, qui se met au service des morts à Manosque sinistrée par le choléra.

Ces descriptions que certains écrivains visionnaires nous proposent sont essentielles à mon sens pour comprendre les enjeux de toute relation humaine, dont la relation de soin, et particulièrement la relation de soins d'hygiène qui implique l'histoire personnelle inscrite au plus profond de chacun d'entre nous. Bien sûr, les théoriciens reconnus dans le champ des sciences humaines m'ont beaucoup aidée à prendre le risque de cette étude ; leur aide a surtout été précieuse dans ma quête de savoir, qui est une source toujours vive de réalisation personnelle. Je tiens également à signaler l'influence de Marie-Françoise Collière à travers son ouvrage *Promouvoir la vie*, dont la lecture fut déterminante pour m'engager dans ce projet. Une infirmière l'avait fait : écrire une œuvre critique et ouverte, étayée sur de multiples connaissances – cette œuvre féconde sur les soins et les soins infirmiers en appelait d'autres. Je l'en remercie profondément. Je dois tout autant à l'équipe d'enseignants du département des Sciences de l'éducation de Bordeaux, qui a su me faire découvrir et comprendre des théories, des concepts auxquels je n'avais jamais accédé auparavant. René Guitton, Pierre Clanché et Geneviève Lombard, en particulier, m'ont aidée à élucider le monde des soins et celui de la formation, et je leur en suis particulièrement reconnaissante.

J'adresse bien sûr un salut amical à l'équipe pédagogique de Libourne qui m'a soutenue et « supportée » dans mon engagement obstiné et parfois impatient dans ce travail sur la toilette et la singulière relation de soin que celle-ci implique. Je remercie aussi les personnes de l'IFSI de Lannion qui m'ont encouragée à publier ce travail. Par ailleurs, si j'ai dédié ce livre à tous les élèves infirmières et infirmiers mais aussi aux élèves aides-soignantes et aides-soignants que j'ai rencontrés en formation, c'est parce qu'ils m'ont beaucoup apporté et aidée dans cette recherche de sens sur la relation de soins d'hygiène. Leurs témoignages recueillis pendant plusieurs années et à l'occasion d'encadrements dans les structures de soins seront longuement exploités ici. J'espère que cet « événement » pédagogique qui a été au cœur de quelques-uns de nos échanges les plus intenses leur a aussi permis de se réaliser professionnellement. Tout comme les personnes soignées présentes dans ce travail, ils sont installés définitivement dans ma mémoire et sont toujours sources d'une évocation émouvante.

Enfin, je remercie à nouveau chaleureusement Marie-Françoise Collière, qui a tout particulièrement soutenu et encouragé l'édition de cette étude. Sollicitée pour procéder à la lecture du manuscrit initial, elle a accueilli ma demande avec beaucoup d'intérêt. Elle s'est engagée sans réserve dans ce travail fastidieux qui consiste à savoir critiquer avec justesse pour aller plus loin encore dans la recherche de sens et de cohérence.

Juin 1999

Introduction

Chaque jour, de par le monde, des centaines de milliers de toilettes sont effectuées par les soignants pour répondre aux besoins d'hygiène et de confort de ceux qui ne peuvent plus momentanément ou définitivement les assumer...

Les soins d'hygiène représentent pour toute institution de soins une part très importante de l'activité soignante. Nécessaire, ce travail n'en est pas moins jugé commun, contraignant et peu intéressant car dépourvu de tout prestige. Répétitif, fatigant, la plupart des soignants l'assimilent à une corvée. Il n'y a pas si longtemps – et peut-être est-ce encore le cas ici ou là –, ceux qui ne se montraient pas à la hauteur dans les lieux où la médecine et la chirurgie affichaient leur triomphalisme étaient mutés en gériatrie, condamnés à expier leurs incompétence et difficultés de toutes sortes par une confrontation permanente et sans dérivatif possible à la souillure, à la sénilité irréversible, en somme au macabre.

Mais tous les soignants proclament que la toilette est un soin très important pour la personne soignée, qu'elle permet de mieux connaître cette dernière dans un contexte plus intime et plus détendu que celui nécessaire aux soins plus agressifs – oubliant d'ailleurs un peu vite que la toilette peut être un soin particulièrement douloureux et éprouvant, que la personne soignée peut redouter. Pour arriver à cette relation positive qui serait induite par la toilette, il y a deux conditions que les soignants estiment primordiales et qu'ils mettent systématiquement en avant : il faut respecter la pudeur et préserver les habitudes de vie de la personne soignée.

En fait, il y a un écart considérable, voire une contradiction, entre l'idéalisation des soins d'hygiène en tant que sources de bien-être, de réconfort et d'une relation privilégiée, et la réalité pratique fuie et dévalorisée par l'ensemble des soignants, y compris les aides-soignants. « Le rôle propre, c'est le rôle sale », pour reprendre une expression teintée d'ironie qui circule dans les coulisses. C'est cet écart qui est au centre de cet essai. Comment l'expliquer ? Quelle est la part de l'histoire professionnelle et qu'elle est celle de l'institution de soins, dont celle de la formation ?

Dans les deux premiers chapitres, nous proposerons une autre lecture des piliers de la morale professionnelle traditionnelle appliquée à la toilette (« Préservez les habitudes de vie ! Respectez la pudeur et l'intimité ! ») en partant d'observations de personnes soignées lors de leur toilette et en les replaçant dans le contexte de l'institution de soins actuelle. Dans les deux chapitres suivants, nous nous tournerons du côté des élèves infirmières, infirmiers et aides-soignant(e)s qui ont pu dans certaines conditions pédagogiques nous transmettre les émotions éprouvées lors de leurs premières toilettes. C'est un apport essentiel (beaucoup trop refoulé ou dénié plus tard) pour comprendre la distance, les réactions défensives et l'organisation psychique qui aboutissent à la relégation des soins d'hygiène au rang de corvée. Enfin, nous prendrons connaissance des propos des personnes soignées recueillis à l'occasion de nombreuses toilettes observées et qui montrent que, en deçà du bien-être et du plaisir qu'elle est censée procurer, la toilette génère dans la plupart des cas un questionnement singulier et insistant induit par la découverte du corps qui porte sur lui les signes de la maladie, de l'âge, du déficit ou encore de la mort.

Comment l'infirmière entend-elle ces messages ? Qu'en fait-elle ? La toilette peut-elle être en réalité le support d'une relation qui aurait d'autres finalités que celle de l'hygiène et celle de soutien du projet médical ? Le sixième chapitre tentera de répondre à ces questions.

Nous terminerons par une réflexion plus large qui prendra le « rôle propre infirmier », selon l'expression consacrée, comme point central autour duquel se focalisent une réalité décevante et une idéologie exaltante relayée par un système de formation écartelé entre l'attachement à la culture médicale de la profession infirmière et la conception moderne des soins infirmiers, inséparable de l'évolution des mentalités et des besoins des usagers du système de soins.

Nous voulons cependant présenter au préalable quelques expressions privilégiées dans cette étude.

- *Le rôle propre infirmier*. Cette expression peut être jugée inappropriée car contraire à la thèse défendue ici. Marie-Françoise Collière regrette fortement son usage en vogue dans le milieu infirmier, considérant qu'elle soutient trop l'idée d'un apprentissage conditionné qui expose à un exercice soignant rigide et pauvre. C'est sans doute un des intérêts majeurs de cette étude qui s'attaque aux idées reçues et tente d'explorer par ailleurs ce qui a souvent été tu, oublié ou méprisé dans le champ des soins d'entretien et de continuité de la vie ; champ qui est à la base d'une capacité soignante créative, celle-ci étant antinomique d'un rôle appris pour être appliqué. Dans ce sens, le recours à la formule « rôle propre infirmier » est effectivement ambigu. C'est toutefois l'expression consacrée, légale et, surtout, en usage chez les infirmières ; en attendant une désignation plus adaptée à ce qui pourrait spécifier cette dimension du métier infirmier, nous en avons usé régulièrement dans ce travail. Mais, pour bien montrer les limites que nous lui reconnaissons, elle sera le plus souvent mise entre guillemets.

- *Relation de toilette* ou *relation de soins d'hygiène* ou *relation de soin.* Tout soin, quel qu'il soit, légitimé par une institution de soins, fonde et initie une relation soignant-soigné. Autrement dit, dans cet ici et maintenant d'un soin donné, le soigné et le soignant sont reliés par ce soin, que celui-ci soit de nature réparatrice (*cure*), d'entretien de la vie (*care*), éducative ou psychothérapeutique. C'est pourquoi nous parlerons tout au long de ce travail de *relation de soins d'hygiène* ou *de toilette*. Il n'y a pas d'une part des soins corporels et d'autre part des soins relationnels qui passent nécessairement par la parole, comme on l'a trop souvent dit. Il y a une relation de soin à partir du moment où une personne s'adresse (directement ou indirectement selon ses capacités et son état de conscience) à une autre, qualifiée et reconnue par une institution ou une organisation alors qu'elle a besoin d'être secourue et aidée. Tout soin est donné au moyen d'une relation interpersonnelle dont les enjeux et les buts passent par le champ de compétences du soignant.
- *Les soins d'hygiène* ou *la toilette*. La relation de soin étudiée dans cet ouvrage a pour but la toilette, et plus particulièrement la première étape de celle-ci, l'hygiène. Les deux expressions seront donc employées ici. On peut juger cette distinction abusive, la toilette ne se réduisant pas à l'hygiène. Il est entendu que la *toilette* comprend le bien-être, l'apparence et bien d'autres choses plus complexes ou moins évidentes. L'attention portée à l'apparence et à l'image (habillement, coiffure, maquillage), tout à fait importante, est relativement récente. Cet aspect de la toilette est d'ailleurs de plus en plus souvent bien pris en compte par les soignants, car ils y trouvent entre autres quelque gratification. Lorsque nous évoquons les *soins d'hygiène,* nous nous situons en deçà de cette relation, privilégiant le rapport au corps souillé, marqué par la maladie, la vieillesse et à la nudité, et qu'il faut « affronter » dans une rare relation d'intimité dont le bouleversement des jeunes soignants notamment révèle toute la complexité. L'hygiène est une nécessité primordiale. Il faut laver le corps, le rendre propre et risquer

alors de se perdre dans le désir de l'autre, humain, qui l'habite toujours.

- *Les soignants et les infirmières*. Le terme générique de soignant, très souvent utilisé ici, désigne tout professionnel impliqué (sous des formes variables et à des titres divers) dans la relation de toilette. Ce sont en majorité des femmes : infirmières, aides-soignantes, élèves infirmières et élèves aides-soignantes. En revanche, toutes les références à l'histoire professionnelle et aux conceptions et idéaux partagés par la profession utiliseront le mot « infirmière », car c'est elle qui incarne réellement et symboliquement la femme soignante. Même si quelques hommes sont infirmiers ou aides-soignants et se réalisent très bien dans le champ des soins de base, celui-ci reste historiquement et encore très majoritairement (du moins en milieu de soins généraux) investi par les femmes, d'où ce choix.
- *Les élèves*. Le mot « élève » sera préféré à celui d'« étudiant » pour deux raisons : le début de cette réflexion et sa lente maturation correspondent plus à une relation pédagogique d'infirmière enseignante à élève (d'avant l'IFSI) ; par ailleurs, nous avons gardé une certaine nostalgie de ce beau mot beaucoup moins neutre et impersonnel que celui d'étudiant. L'élève en formation professionnelle se construit une identité et un projet dans le cadre de l'institué (déjà-là) et l'instituant (accompagnement, tutorat, modèles). Si l'institution de soin, et particulièrement l'hôpital, a trop longtemps enseigné aux élèves infirmières, infirmiers, aides-soignant(e)s de se soumettre au rôle qu'elle attendait d'eux, on constate dans le contexte d'évolution des organisations sociales une stimulation des acteurs qui les conduisent à s'impliquer dans l'institution et à agir sur ses contraintes pour la faire évoluer. Le statut d'étudiant et ce qu'il implique de différence dans la formation faciliteront-ils cette évolution ?
- *Les personnes soignées*. Cette expression a été préférée le plus souvent à celles de « patients » ou de « malades » quelquefois employées, ou encore aux termes « clients » ou « usagers », que nous avons jugés inadéquats ici. On ne peut réduire la personne qui a besoin de soin à sa maladie, à son handicap ou encore à son pouvoir consumériste. La « personne soignée » permet d'ouvrir à d'autres déterminants, personnels, qui vont intervenir dans la relation de soin et poser le cadre d'une relation de personne à personne médiatisée par un soin, ce qui est l'objet essentiel de ce livre.

Enfin, nous tenons à préciser que les situations observées et utilisées pour cette étude ont pour cadre des services hospitaliers de soins généraux et une maison de retraite, ce qui s'explique par notre histoire professionnelle. Au-delà de ce cadre qui peut être jugé restreint, nous sommes convaincue – quelle que soit la finalité institutionnelle – de la complexité de la relation de soins d'hygiène, qui conduit le soignant, le plus souvent femme soignante, à rencontrer la personne soignée avec son identité, son histoire, ses inquiétudes et parfois sa détresse, ou encore ses dépits ou ses regrets, alors que le corps découvert dévoile ses limites, son étrangeté ou son insuffisance.

1

Les habitudes personnelles d'hygiène à l'épreuve des règles et contraintes de l'institution de soins

> C'est au fond une aventure singulière que cette acclimatation à un lieu étranger, que cette adaptation et cette transformation parfois pénible que l'on subit en quelque sorte pour elle-même, et avec l'intention arrêtée d'y renoncer dès qu'elle sera achevée et de revenir à notre état antérieur.
>
> Thomas Mann, *La Montagne magique*, Paris, Le Livre de Poche, 1984, t. 1, p. 157.

Dans leur recherche d'amélioration de la qualité des soins, les soignants ont souvent attaché une grande importance aux habitudes de vie des personnes soignées. Le concept de soin global étayé sur les sciences humaines, largement introduites dans leur formation, explique le développement de cette attention devenue une véritable « habitude » de pensée professionnelle. Les supports de recueil d'informations sur la personne soignée prévoient de rechercher les habitudes de vie afin d'en tenir compte dans le projet de soins, soit pour essayer de les respecter au plus près, soit pour les faire changer lorsqu'elles sont jugées dangereuses pour la santé. Les pratiques d'hygiène entrent le plus souvent dans les habitudes à respecter pour ne pas perturber les personnes par des interventions contraires à leurs usages. On voit par là que les habitudes de vie sont reconnues par les soignants comme participant de manière importante à l'équilibre psychique de la personne.

Cette focalisation sur le respect des habitudes de vie, dont celles en rapport avec l'hygiène, particulièrement insistante dans la formation des soignants, est-elle fondée ? Seule l'observation clinique peut permettre de se dégager de cet axe de connaissances aux allures dogmatiques et qui, de ce fait, se réduit à une recommandation comportementale : « Respecter les habitudes de vie ! » Elle peut nous conduire à découvrir ce qui est occulté par les a priori et les savoirs trop évidents. Que les habitudes de vie soient perturbées lorsqu'une personne se trouve dans une institution de soins n'a rien d'étonnant, car c'est tout simplement vrai et tout le monde peut le comprendre ; ce qui est tout aussi vrai, c'est qu'elles ne peuvent être respectées. Il y aura toujours des différences entre ce qui se fait, s'observe dans le milieu de vie de la personne et les usages, principes, et règles d'une institution à laquelle elle va s'adresser pour un besoin particulier. Est-ce si important ? L'homme peut-il être réduit à ses habitudes ? Les habitudes de vie, comme nous allons le voir, ne sont pas immuables.

En érigeant les habitudes de vie en déterminant fondamental de la personne, n'est-on pas dans un des paradoxes de la prise en charge globale, puisque le besoin d'aide manifesté par le recours à l'institution de soins (et cela quelle qu'en soit la raison) signale dans une certaine mesure une rupture avec son milieu qui est le point de départ d'une étape, ou encore d'un passage ? Autrement dit, au-delà des habitudes de vie, se pose la question du rapport de la personne à soigner à l'institution de soins qui l'accueille pour répondre à son besoin.

Une préoccupation des soignants...

Une éthique soignante en réponse aux contraintes institutionnelles

Il est courant d'entendre les soignants dire que la toilette, telle qu'elle est conçue et pratiquée à l'hôpital notamment, perturbe certaines personnes qui n'ont pas les mêmes habitudes. Les élèves infirmières, infirmiers ou aides-soignant(e)s rapportent souvent ces difficultés et sont tentés d'en faire une généralité. Soignants et élèves les expliquent par des différences de conception de l'hygiène et des soins du corps en général. Sont relatés sur le ton de l'indignation ou du regret des cas de personnes souvent âgées traumatisées par une douche ou un bain donné contre leur gré alors qu'elles découvraient pour la première fois de leur vie cette façon de se laver.

Les soignants qui recourent à la menace, à la contrainte ou à la force dans ce cas précis (mais pas seulement) sont bien sûr condamnables, et leur violence est intolérable car rien ne peut la justifier, même pas les principes fondamentaux de l'hygiène hospitalière ou de l'hygiène en collectivité. Une solution de compromis doit pouvoir être trouvée et adoptée par tous. L'éthique de la relation de soins, bien trop souvent réservée à de

« grands sujets » comme l'acharnement thérapeutique, la vérité sur la maladie, la procréation artificielle..., a pour point de départ le savoir-être dans les situations ordinaires et banales du soin. Cela est trop oublié ou méconnu au profit de situations plus médiatisées.

Les victimes de ces violences « ordinaires » sont pour la plupart des personnes très âgées qui n'ont pas adopté les pratiques modernes d'hygiène du corps et se réfèrent aux traditions ; ou bien des personnes mentalement très fragiles ou en grande souffrance, incapables de s'adapter sans transition à un cadre nouveau ; ou encore des personnes d'origine et de culture différentes, déracinées de leur milieu naturel et non intégrées dans leur milieu d'adoption. Pour ce qui concerne le cas des personnes âgées bouleversées par leur confrontation aux techniques modernes d'hygiène lorsqu'elles sont accueillies en institution de soin, tout le monde sait que le fossé qui sépare les pratiques de la société rurale et paysanne de la première moitié du vingtième siècle de celles de la société urbaine moderne est très large. Les anciennes générations gardent encore quelques représentants de ces pratiques que les jeunes qualifient non sans ironie ou étonnement de moyenâgeuses chaque fois qu'ils les rencontrent. Les soignants relient couramment ces difficultés à accepter les règles d'hygiène imposées par la situation institutionnelle à la notion assez stéréotypée de « perturbations des habitudes de vie » ou à celle de « différence culturelle », réduisant ainsi un symptôme qui ne peut pas être isolé de l'ensemble de la situation à un diagnostic simple et réducteur. Car la solution préconisée consiste à faire en sorte de « respecter les habitudes de vie ». Pour cela, le recueil d'informations sur la personne soignée pratiqué à son arrivée dans l'institution, tel qu'il est enseigné en formation, a pour but de mesurer l'écart entre les habitudes de vie et les règles institutionnelles afin de le réduire autant que faire se peut. En somme, nous constatons des solutions de bon sens, humaines et préventives, au désagrément, voire à la détresse et aux difficultés des soignants.

Mais, en deçà des cas spectaculaires redoutés et sans doute révélateurs d'une grande détresse, comment se manifestent les habitudes de vie au cours du déroulement des soins, et notamment de la toilette ? Des données recueillies lors de toilettes réalisées plusieurs jours de suite pendant près de trois semaines auprès de huit personnes hospitalisées dans une unité de médecine générale nous aideront à répondre à cette question. Il ne s'agissait pas d'une enquête ciblée à partir d'une hypothèse construite mais de répondre à une interrogation : de quoi parle-t-on pendant les toilettes ? Qui parle ? Avec deux jeunes infirmières qui avaient manifesté leur intérêt en formation pour la relation de soins d'hygiène, nous avons décidé d'essayer d'être simplement attentives à ce qui se disait pendant que nous réalisions des toilettes. Observateurs participants, les multiples allées et venues autour du lit nous ont permis de noter le plus discrètement et le plus fidèlement possible (un bloc-notes était posé à distance du lit) l'interaction verbale à l'œuvre pendant les toilettes.

Plusieurs réactions et attitudes relatives aux habitudes d'hygiène ont été constatées, dont aucune n'était de l'ordre de l'épreuve traumatique ; leur analyse permet de distinguer des nuances selon le contexte personnel dans lequel se déroulent les soins d'hygiène. Parmi toutes les données recueillies au cours de ces observations, celles en rapport avec la mise en cause des habitudes de vie sont minoritaires et apparaissent incidemment, alors que d'autres plus essentielles, sur lesquelles nous reviendrons, s'imposent de manière flagrante.

Cette première tentative d'observation, formalisée par un projet impliquant deux infirmières, nous fournira les éléments cliniques en lien avec la question des habitudes de vie traitée ici. Même si elle paraît modeste et sans réelle intention théorique, elle nous a permis d'acquérir un autre regard et une autre écoute, autorisant une lecture plus ouverte des fondements de la relation de soins d'hygiène.

Regards sur des réalités de soin

Les huit personnes rencontrées lors de cette première tentative volontaire de « mise à plat » de la relation soignant-soigné étaient toutes alitées, et leur toilette fut faite au moins deux jours de suite et plus pour certaines. Pour trois d'entre elles, la toilette se déroulait dans un contexte de dépendance liée à une pathologie aiguë ayant nécessité une entrée en urgence – hémorragie digestive pour Gilbert (64 ans) et Philippe (77 ans), myolyse d'origine alcoolique pour Attilio (70 ans) – ; les cinq autres étaient là depuis quelques jours pour des raisons diverses : stade terminal d'un cancer pour deux femmes âgées de 40 ans (Bernadette) et 65 ans (Marie) ainsi que pour un vieil homme de 84 ans (Émilien), traitement d'une anémie chronique pour un homme âgé qui revenait pour la troisième fois dans le service (Marcel, 85 ans) et d'une hémopathie maligne pour une femme de 63 ans (Lydie), entrée initialement pour une tentative de suicide.

Dans l'ensemble des propos relatifs aux habitudes d'hygiène et de soins de ces personnes, nous trouvons des remarques spontanées sur la façon de faire des infirmières qui diffère de leurs pratiques personnelles.

Nous relevons dans certains cas une désimplication et un désintérêt de la personne soignée sollicitée par les infirmières soucieuses de respecter ses habitudes, pour la coiffure ou l'habillement par exemple. Nous notons aussi quelques revendications assez ciblées et spécifiques, qui seront signalées pour leur portée symbolique et relationnelle intéressante.

Chez moi/ici : différences et étonnement

Certains malades s'expriment spontanément sur ce que les soignants leur imposent pour leur toilette :

> J'aime pas bien me débarbouiller au lit. [Philippe, en J 1 de son hospitalisation.]

> Je ne fais pas comme ça chez moi. [Émilien, en J 20]

Ces remarques, faites incidemment, ne comportent aucune hostilité : elles sont dites simplement et sans insistance.

Par ailleurs, les habitudes institutionnelles peuvent provoquer un sentiment de gêne, comme les soins bucco-dentaires, peu habituels pour la plupart des malades rencontrés pendant notre étude, ou étonner, comme la toilette complète quotidienne :

> Je ne suis pas bien sale. [Lydie, en J 8]

ou

> Ce n'est pas bien sale. [Marie, 65 ans, à propos du changement quotidien de sa chemise de nuit qui était toujours tachée à cause de changements fréquents de la perfusion.]

On constate que la réalité de l'institution de soins et ses logiques, notamment d'hygiène, étonnent – sans plus – certaines personnes, tandis que, pour d'autres, elles ne font plus partie de leurs préoccupations.

L'abandon des habitudes et des principes personnels d'hygiène

Pour les trois femmes rencontrées plusieurs jours de suite, la gravité de la situation a eu pour conséquence un désinvestissement de leur image et de leur présentation, devenues secondaires alors que la douleur prédominait ou que l'espoir de s'en sortir s'amenuisait d'heure en heure. Ainsi, Marie, qui est arrivée dans le service à un stade très évolué d'un cancer hépatique, et qui a été manifestement coquette avant sa maladie, répond à l'infirmière qui la sollicite pour sa coiffure :

> Depuis que je suis malade, je ne m'en occupe plus.

De même, Lydie laisse tomber, désabusée, lorsque l'infirmière veut la coiffer :

Oh, vous savez...

Quant à Attilio, entré la veille pour une myolyse aiguë l'obligeant à rester alité et à se soumettre à un traitement par perfusion, il se conforme sans protester à une toilette faite avec le matériel du service alors que, malgré son départ précipité de la maison, le contenu de sa valise révèle des goûts raffinés pour sa toilette et sa présentation. Il en est de même pour Gilbert (rupture de varices œsophagiennes), qui subit sa toilette au lit avec complaisance et abandon.

Un cas de rébellion : revendiquer des habitudes pour autre chose

Marcel s'était montré plutôt opposé à la toilette au lit, alors qu'une anémie grave rendait tout effort physique difficile et dangereux : l'initiative personnelle de toilette au lavabo le jour précédent s'était soldée par une chute. Par ailleurs, il ne se privait pas d'imposer aux infirmières des habitudes originales qui ne manquaient pas de créer des effets de surprise. Il semble bien que, dans ce cas, la revendication des habitudes sous une forme agressive et provocatrice répondait au besoin qu'avait cet homme de défier sa maladie et, surtout, son âge. Très nostalgique de sa jeunesse, de ses succès sentimentaux et professionnels (il avait été un coiffeur renommé), il s'accommodait mal des limites imposées par les déficits liés à l'âge. Son amertume se manifestait par des colères pittoresques contre tout, et surtout contre lui-même, le déchaînement de ce superbe vieillard encore plein de vitalité se produisant de préférence pendant la toilette.

Une limite dans les soins pratiqués par une femme soignante : le rasage du visage

La plupart des malades se sont bien adaptés aux habitudes et contraintes sanitaires, y compris Marcel, qui trouvait là matière à exister. Cependant, parmi les actes relatifs à la toilette, le rasage du visage mérite une attention particulière, car il complique quelque peu la relation de soin. Si nous avons retenu l'épisode du rasage, c'est que, de façon typique, il met en cause le pouvoir masculin dans une relation de soins de forme maternelle qu'est une toilette faite par des femmes. Toutefois, la prédominance masculine du groupe ainsi que la jeunesse des deux infirmières ayant collaboré à cette enquête peuvent expliquer ce phénomène.

Le premier constat concerne le fait que le rasoir est un objet intime et précieux qui ne doit pas être traité avec désinvolture. Un rasoir posé négligemment sur le poste de télévision et oublié par une infirmière a fait sortir Gilbert de son mutisme depuis son entrée récente pour hémorragie digestive :

> Le rasoir ? Vous le laissez là ? (le ton est agressif et inquiet)

Lorsque l'infirmière propose de le ranger dans la salle de bains, devant le peu d'enthousiasme de son propriétaire, elle accepte de le ranger dans la table de nuit, ce qui lui convient bien mieux.

Il apparaît aussi clairement que les femmes ne savent pas raser un homme ; n'ayant aucune expérience en la matière, elles n'ont pas de savoir-faire dans ce soin typiquement masculin, que les hommes acquièrent bien après s'être affranchis de leur dépendance aux soins maternels. C'est le père (ou le groupe d'âge) qui apprend à l'adolescent à se raser, et pas la mère. La compétence est masculine. Dans les hôpitaux, autrefois, c'était le garçon de salle chargé de l'entretien des locaux et des lourdes manutentions qui se réservait du temps pour le rasage des hommes malades.

Philippe, à son troisième jour d'hospitalisation pour rupture de varices œsophagiennes, assez confus et agité, fait part pendant le rasage que lui fait une infirmière d'un savoir très complet sur les différentes techniques en fonction des types de rasoir. L'infirmière se met à douter de ses capacités et lui demande si sa façon de faire lui convient. En réponse, il lui prend le rasoir de sa main valide (il était perfusé) et dit, comme pour s'excuser, mais très convaincu :

> On ne peut pas savoir tout faire !

Émilien (stade terminal d'un cancer de l'œsophage), victime d'une coupure au visage par l'infirmière maniant imprudemment un rasoir mécanique, s'agace et finit par intervenir :

> Laissez-moi faire, j'ai été barbier !

Les deux premiers jours de son hospitalisation, Attilio (entré pour myolyse) a fait durer, énigmatique, l'épisode du rasoir. Le premier jour, il n'a pas dit qu'il avait un superbe rasoir électrique dans sa valise, malgré la question posée par l'infirmière. Il a préféré être rasé au moyen du vieux rasoir mécanique de dépannage trouvé dans le service. Le lendemain, le rasoir électrique ayant été découvert dans sa valise, il a prétendu qu'il n'y avait pas de prise électrique dans la chambre (très visible pourtant, à la tête du lit). Devant l'échec de cet argument, il a préféré, malgré une grande faiblesse et une perfusion au bras, se raser lui-même en expliquant aux infirmières perplexes :

> C'est que ça coupe bien ces machines ! Il faut avoir l'habitude !

De toute évidence, le rasage est une activité que l'homme (fût-il très malade) n'aime pas déléguer aux femmes : son abandon signerait-il sa faiblesse ? Autant les autres soins de toilette sont relativement bien acceptés, autant celui-ci suscite des complications, des discordes, des « histoires ».

… une question secondaire pour les personnes soignées

À l'exception du rasage, la question des habitudes n'a été prédominante pour aucun des malades rencontrés à l'occasion de notre modeste enquête. Les infirmières ont imposé leurs pratiques sans pour autant négliger l'utilisation d'objets personnels (ne serait-ce que par commodité, ne disposant pas toujours de matériel adéquat : savon, linge de corps, rasoir, etc.).

Nos observations relatives aux habitudes personnelles d'hygiène appellent les remarques suivantes.

- Les personnes très fatiguées, souffrantes, mourantes, auraient tendance à trouver presque incongrus et déplacés les efforts des infirmières pour « faire comme avant », comme s'il n'y avait rien de grave. Ce phénomène est probablement lié à la jeunesse des deux infirmières ayant participé à ces observations ; leur souci d'appliquer les recommandations datant de leur formation était manifeste.
- Toutes les personnes soignées observées ont montré une étonnante faculté de soumission aux contraintes médicales et aux règles de l'hôpital en matière de toilette, même si elles faisaient sourire ou semblaient bizarres, à l'instar de la question rituelle posée à leur entrée : « Lequel est le gant du haut et lequel le gant du bas ? »

Plus récemment, des élèves infirmières et infirmiers de première année, dans le cadre d'un travail devant articuler connaissances anthropologiques et soins infirmiers, se sont entretenus avec des personnes en maison de retraite pour tester l'hypothèse selon laquelle les obligations d'hygiène qu'on leur imposait seraient sources de désagréments et vécues difficilement. Cette hypothèse n'ayant pu être confirmée, au grand étonnement des élèves, très déconcertés dans un premier temps, qu'ont-ils appris ? Que la plupart des personnes qui avaient besoin d'aide pour leur toilette, loin de s'indigner ou d'être en désaccord avec les pratiques d'hygiène de la maison de retraite, regrettaient de ne pouvoir bénéficier plus souvent de douches et de bains (alors que la structure était bien équipée), même lorsqu'elles n'avaient pas connu ces moyens avant leur admission. En fait, les élèves ont compris que, plus que le changement d'habitudes imposé à certaines personnes, l'intérêt qu'elles recherchaient à travers la douche ou un bain était d'être en relation privilégiée avec un soignant. On verra que la toilette peut être particulièrement éprouvante, surtout chez les personnes âgées ; mais elle leur permet au moins, dans cet espace-temps, de faire l'objet, grâce au regard et au toucher, de l'attention de l'autre.

La véritable préoccupation des personnes semble être ailleurs. Les habitudes de vie ont une place anecdotique et, si elles s'imposent sur le devant de la scène, c'est parce qu'elles ouvrent un espace pour parler de soi. Le problème soignant dans cette perspective n'est pas tant de respecter les coutumes du soigné que de savoir l'écouter au-delà de ses plaintes ou ses remarques ; ces dernières ne seraient dans bien des cas qu'une entrée en matière pour évaluer une disposition et une capacité pour aller plus loin dans le désir d'être reconnu et, peut-être, aidé.

En somme, si, dans la majorité des cas, la rupture dans les habitudes d'hygiène et de toilette des personnes âgées ne provoque pas de fortes perturbations, c'est :

- d'une part qu'il y a lieu de resituer le concept « habitudes de vie » dans la modernité. En effet, avec l'évolution des mentalités et le développement des équipements sanitaires, il est possible que l'écart en matière d'hygiène et de propreté entre pratiques individuelles et pratiques des institutions de soins se réduise ;
- d'autre part que la facilité de soumission des personnes soignées aux habitudes et règles de l'institution sanitaire peut être attribuée au fait qu'elles attendent de cette dernière réparation et guérison ; elles n'ont dès lors d'autre choix que d'en accepter les règles et les contraintes. Seules la maladie et ses conséquences sont au centre de leurs préoccupations.

Entre stabilité rassurante et évolution inévitable : l'exemple de l'hygiène corporelle

Habitudes de vie et appartenance

Les réactions de protestation et de résistance en cas de changement non voulu des habitudes de vie laissent supposer des liens entre ces dernières et la culture d'une personne. L'hygiène corporelle, par exemple, fait partie de ces valeurs qui, dans le champ des soins, deviennent des référents essentiels et inviolables.

Françoise Loux[1] montre que, dans la société traditionnelle, les soins du corps s'insèrent parfaitement dans le système culturel global du groupe et participent à son affirmation. Ces soins n'ont pas seulement pour but l'hygiène au sens que nous attribuons à ce terme :

> On ne peut [...] parler [...] d'hygiène au sens strict. Il s'agit plutôt d'un système complexe où relation avec les autres, protection du corps et pouvoirs magiques sont profondément mêlés[2].

L'exemple de la grande toilette faite le samedi en famille permet de comprendre le besoin de repères, signes d'un ordre qui donne sens à la vie. Le corps, outil de travail et façonné par le travail, devait être propre pour recevoir les habits du dimanche, jour de fête et de parade bien distinct des jours de labeur. Tous les soins du corps sont ritualisés et se réfèrent à des croyances et des constructions théoriques communes. Ils ne peuvent être isolés d'un ensemble cohérent de savoirs. Ils sont ordonnés aux théories explicatives de la vie, de la mort.

Dès lors, les logiques de la société moderne concernant les soins du corps peuvent perturber voire choquer ; tout l'étayage culturel, donc existentiel, s'écrouler. Le corps devient un pur objet de soins ; les repères signifiants disparaissent ou sont brouillés. Cette rupture peut provoquer une grande angoisse avec panique et réactions défensives, pouvant aller jusqu'à la crise somatique. La négation ou la négligence des habitudes d'hygiène porterait atteinte à leur fonction sécurisante.

Nous savons, grâce aux recherches des anthropologues, que les habitudes relèvent de pratiques rituelles, et qu'elles ont essentiellement une fonction sociale fondée sur le besoin d'intégration de l'individu dans une

---

1. Françoise Loux, *Le Corps dans la société traditionnelle. Pratiques et savoirs populaires*, Paris, Berger-Levrault, 1979.
2. *Ibid.*, p. 92.

communauté. Plus généralement, il a été admis que les rites sont à la base de la régulation des rapports sociaux[1]. En ce sens, lorsqu'une personne est soignée dans une institution, ce ne sont pas tant les perturbations des habitudes de vie qui importent que la rupture irréductible (même dans le cas de soins à domicile) avec la communauté à laquelle elle appartient. C'est ce vécu qui fait souvent problème et qui peut être à l'origine d'un état de crise. Puisque le respect des habitudes de vie restera souvent au niveau des intentions, la solution à privilégier est plutôt dans l'accompagnement empathique du bouleversement entraîné par la maladie, l'accident ou le handicap qui a nécessité le recours au pouvoir médical et soignant.

Il est clair que le soignant qui suspecte une perturbation liée à une rupture avec le milieu d'origine doit prendre en compte l'ensemble des déterminants des habitudes de vie, et qu'en aucun cas la solution ne peut résider dans un comportement professionnel stéréotypé.

Diversité et évolution des habitudes de vie

Les habitudes de vie ne sont pas immuables. Elles sont en de multiples occasions sujettes à révision et à transformation. Marie-Françoise Collière, particulièrement attachée au développement d'une démarche anthropologique des soignants, souligne leur aspect dynamique :

> [...] ce processus de genèse, stabilisation et mutation des habitudes de vie et des croyances agit et intervient au sein de n'importe quel groupe et institution sociale[2].

De nouvelles croyances et de nouvelles habitudes prennent la place d'anciennes qui ont perdu leur effet sécurisant et identitaire. Il en va ainsi pour la plupart des humains, qui montrent par là leur capacité adaptative, signe de leur vitalité. De nombreuses raisons sont à l'origine de ce processus d'évolution, comme la fréquentation de nouveaux milieux (travail, loisirs, école...) ou la mise en doute de croyances par des esprits ouverts ou aventureux et, bien sûr, la diffusion de nouvelles techniques et connaissances. L'évolution d'une habitude va prendre de multiples formes au niveau des groupes et des individus, qui, chacun à sa manière, intègrent le changement. Les habitudes sont en quelque sorte toujours personnalisées et donnent lieu à des variations locales et individuelles dans l'espace et dans le temps.

---

1. Dossier « À quoi servent les rites ? », *Sciences Humaines*, n° 58, février 1996.
2. Marie-Françoise Collière, *Promouvoir la vie. De la pratique des femmes soignantes aux soins infirmiers*, Paris, InterEditions, 1982, p. 285.

Nous pouvons illustrer cette idée de diversité et d'évolution culturelle en la référant aux données socio-historiques de la notion de propreté. Georges Vigarello, qui a travaillé sur l'histoire de l'hygiène du corps depuis le Moyen Âge[1], met en lumière des conceptions très diverses sur la propreté et la saleté. Ainsi, l'utilisation de l'eau pour la toilette a pu être considérée comme dangereuse pour la santé, et on lui a préféré des essences purificatrices beaucoup plus sûres ; ou bien froide, on la jugeait bonne car elle provoquait « réponse et auto-renforcement ». Mais l'eau a d'abord été festive : on ne s'ennuyait pas dans les étuves du Moyen Âge et, en tout cas, on n'y allait pas pour se laver au sens où nous l'entendons aujourd'hui. À la Renaissance, être propre, c'était surtout avoir le linge apparent bien blanc ; or les gens n'étaient pas sales comme on nous l'a souvent inculqué à travers nos leçons d'histoire : n'ayant pas construit les mêmes représentations que celles que nous avons actuellement, ils n'attribuaient pas à la notion de propreté et de saleté les mêmes valeurs que nous. C'est au dix-neuvième siècle que la notion d'hygiène publique donne lieu au développement d'un réseau de distribution de l'eau et d'assainissement, du moins dans les villes. La propreté, qui devient personnelle et sociale, s'acquiert grâce à l'eau. En corollaire, elle devient aussi synonyme de bonne moralité :

> [...] la propreté du pauvre serait le gage de sa moralité, elle serait encore la garantie d'un « ordre »[2].

L'éducation, en devenant nationale, est chargée de transmettre le message et d'en surveiller les effets. On trouve dans le célèbre livre scolaire de G. Bruno, *Le Tour de la France par deux enfants*, édité pour la première fois en 1877, une séquence consacrée à la propreté qui corrobore avec charme le lien entre propreté et moralité. Ainsi, une voisine prévient les deux enfants orphelins à leur départ pour leur tour de France :

> Mes enfants, partout où vous allez passer, personne ne vous connaîtra ; ayez donc bien soin de vous tenir propres et décents, afin qu'on ne puisse vous prendre pour des mendiants ou des vagabonds. Si pauvres que l'on soit on peut toujours être propre. L'eau ne manque pas en France et rien n'excuse la malpropreté[3].

---

1. Georges Vigarello, *Le Propre et le sale ; l'hygiène du corps depuis le Moyen Âge*, Paris, Le Seuil, 1985.
2. *Ibid.*, p. 207.
3. G. Bruno, *Le Tour de la France par deux enfants,* Paris, France Loisirs, 1982, p. 26.

Les deux héros s'en souviennent avant de se présenter chez des amis informés de leur arrivée. Après une nuit passée dans la forêt, ils courent au bord de la rivière et se lavent... le visage et les mains. Puis, ils brossent leurs habits, frottent leurs souliers avec de l'herbe et rangent bien leurs cheveux. Ces opérations les rassérènent sur l'accueil qui va leur être fait, puisqu'ils n'auront « pas l'air de vagabonds ». Le lavage du corps se réduit aux parties découvertes, visage et mains, et suffit à se considérer propre.

En transposant ce récit dans le champ des soins, on remarque que ce lien entre moralité, honneur et propreté est encore très marqué. Les soignants confrontés à l'application de règles d'hygiène très strictes dans le cadre des préparations pré-opératoires, notamment en chirurgie orthopédique, signalent facilement leurs réticences à les imposer aux malades « normalement propres ». Ils craignent que leurs demandes de douches répétées soient comprises comme un soupçon de malpropreté, ce qui pourrait altérer la confiance de ces malades envers les soignants.

Revenons à l'étude de Vigarello sur *Le Propre et le sale* pour suivre l'évolution des pratiques de propreté. Avec les impressionnantes découvertes de Pasteur, la propreté se médicalise de plus en plus ; le corps est menacé dans ses moindres recoins par les microbes scientifiquement identifiés : « Le "danger" existe en dehors de toute crasse[1]. » La propreté partielle est insuffisante ; l'idée de propreté du corps entier commence à se répandre et à devenir réalité avec le développement des équipements sanitaires en France, surtout après la deuxième guerre mondiale. Après cette vogue d'éducation hygiéniste qui a frôlé le mythe de l'asepsie dans certains milieux, l'homme des sociétés modernes a dépassé la logique de lavage. En découvrant son corps, il a peu à peu donné à l'hygiène un sens plus global, comprenant l'esthétique corporelle et le souci de la forme et de l'apparence ; mais le rapport au corps devient aussi plus intime :

> Soins de soi à soi toujours plus intériorisés, en même temps que toujours plus explicités, loin en tout cas du seul utilitarisme hygiénique. Promotions de pratiques narcissiques où la salle de bains autorise de secrètes détentes[2].

Vers l'uniformisation des pratiques d'hygiène

Sans contredire l'idée de diversité et d'évolution des habitudes de vie qui vient d'être présentée, on observe actuellement une tendance à

1. Georges Vigarello, *Le Propre et le sale, op. cit.*, p. 217.
2. *Ibid.*, p. 240.

l'uniformisation des valeurs et des pratiques due à la multiplicité des échanges des biens et des personnes et aux modèles de comportement des cultures dominantes transmis par les médias. Une enquête nationale sur l'hygiène parue dans l'hebdomadaire *L'Express* en février 1995[1] montre que l'idée de propreté du corps total est partagée par bon nombre d'entre nous (ce qui ne veut pas dire qu'elle soit effective). Par exemple, la fréquence déclarée des douches hebdomadaires est de 4,4 pour l'ensemble des Français, avec des variations selon les catégories sociales allant de 5,6 à 3,5 douches par semaine, tandis que le brossage des dents est en bonne voie de généralisation, avec une fréquence de deux fois par jour pour la plupart d'entre nous.

Les conclusions d'une importante enquête[2] réalisée dans des unités de soins à dominante gériatrique (long séjour, maisons de retraite médicalisées, médecine hospitalière), portant sur 450 personnes dont la moyenne d'âge était de 82 ans, relativisent l'opinion répandue chez les soignants selon laquelle on observe chez les personnes âgées une réticence quasi habituelle à être douchées : 69 % des patients (soit 311 sur 450) trouvent que la douche est agréable, 15 % la trouvent désagréable et 15 % sont indifférents à la manière d'être lavés. Enfin, pour la moitié de ces personnes, être douché une fois par semaine, c'est bien.

Nous retiendrons de cette sommaire exploration qu'il existe un mouvement des habitudes construites et partagées par un groupe social dans une culture donnée vers un aménagement individuel. En ce qui concerne les valeurs qui sous-tendent les pratiques d'hygiène actuelles, cette personnalisation est sans doute très marquée par l'idéalisation de l'esthétique corporelle. Cette idéalisation, valorisant l'idée de jeunesse, de force et de beauté, va être fortement questionnée en cas de maladie, de blessure, mais aussi lorsque les signes de la vieillesse s'installent. Les soins d'hygiène, en mettant à nu tout le corps, dévoilent, souvent subjectivement, une réalité toujours inquiétante et parfois bouleversante, car elle rappelle impitoyablement notre vulnérabilité et nos limites. C'est là la problématique qui nous a semblé essentielle dans cette relation de soin, beaucoup plus que les difficultés inhérentes à la perte des habitudes.

Cependant, en marge de celle-ci, les soignants privilégient, en l'isolant d'un ensemble plus complexe, le besoin des personnes soignées relatif à

---

1. « Les Français se lavent », enquête de *L'Express* avec Europe 1, 9-15 février 1995.
2. Yves Gineste et Rosette Maresotti, « La Toilette du malade en institution : un acte de santé », *Revue de l'Aide-Soignante*, octobre 1996.

leurs pratiques personnelles d'hygiène. Des moyens (plus ou moins utilisés) permettent de lister dès l'accueil de la personne certaines de ses habitudes. La fiche instituée pour mieux connaître la personne et lui dispenser des soins adaptés sera insérée dans le dossier comme il se doit – et souvent oubliée. Cette obligation professionnelle qui s'est généralisée avec les tentatives de formalisation de la démarche de soins infirmiers a peu de sens dans le contexte de changement majeur qu'impose le recours à l'hôpital ou à toute institution de soins en cas de dépendance occasionnée par la maladie, un accident ou les conséquences du vieillissement. En effet, la réponse à un besoin réel ne peut se satisfaire d'un questionnaire stéréotypé qui a pour but de consigner des données décalées, en lien avec une autre réalité vécue ; et chaque soignant a mesuré maintes fois son impuissance à « respecter les habitudes de vie ». C'est la personne elle-même, « ici et maintenant », avec son histoire, sa culture, ses capacités adaptatives et, surtout, son désir d'être reconnue pour ce qu'elle est et ce qu'elle éprouve alors qu'elle est en demande de soins et d'aide, qui sait ce dont elle a besoin pour son bien-être ou son mieux-être. Pouvoir être à l'écoute de cette demande ou de cette attente relève d'une compétence du soignant qui dépasse l'utilisation d'un outil formel de recueil de données prédéterminées. C'est d'abord une disponibilité à cet autre qui, en manifestant son étonnement ou ses protestations devant ce qui est inhabituel pour lui et parfois contraire à sa volonté, souligne avant tout son désir d'être et sa position de sujet.

Mais, dans la majorité des situations, on peut constater la remarquable facilité avec laquelle les malades adoptent les habitudes du service, allant même jusqu'à les anticiper. Les « entrants » convoqués le matin pour les examens et la préparation pré-opératoire ne sont-ils pas retrouvés peu de temps après leur installation dans leur chambre en vêtement de nuit ? Comment expliquer de tels comportements ?

Suite aux quelques données cliniques rapportées plus haut qui relativisent l'importance de la rupture avec les coutumes personnelles, nous évoquions la particularité de la relation du soigné à l'institution médicale. En s'adressant à elle, le malade en espère la guérison ou la rémission de ses problèmes de santé et en tout cas un soulagement notable. Pour cela, il accepte volontiers de se soumettre, du moins temporairement, aux prescriptions médicales et aux contraintes qui en dépendent, sachant que celles-ci vont entraver le cours habituel de sa vie. La demande ou le besoin de soins pour maladie ou accident, et en général toute situation de dépendance physique, instaurent ainsi une rupture dans le cours de la vie « ordinaire », qui va être dominée par le problème de santé et les liens à l'institution de soins pour le résoudre. Dans un grand nombre de cas, cette préoccupation majeure va rendre les habitudes secondaires.

Se soumettre ou s'abandonner à l'ordre institutionnel ?

Dans *La Montagne magique*[1], Thomas Mann nous montre avec quelle déconcertante facilité Hans Castorp s'adapte et prend plaisir à la vie réglée d'un sanatorium à Davos, en Suisse, où il est venu rendre visite pour quelques jours (il y restera deux ans...) à son cousin Joachim atteint de tuberculose. Le jeune homme, en parfaite santé, promis à une brillante carrière dans l'industrie, s'isole très rapidement de son milieu d'origine et se montre indifférent aux événements du monde extérieur. Il est fasciné par cet univers extraordinaire dominé par la tuberculose, le plus souvent mortelle à cette époque. Il s'intègre dans cette microsociété de malades cosmopolites de milieu aisé en savourant l'emprise du pouvoir médical. Ce dernier prépare son triomphe imminent, grâce à sa capacité grandissante de détecter la maladie (notamment à travers la radioscopie), de s'ingérer dans les corps, de les transformer et, enfin, de certifier leur guérison. Plus rien ne compte pour Hans : ni sa famille, ni son avenir. Rapidement, et en ne résistant que faiblement, il s'installe dans ce milieu morbide, pour un long séjour de dépendance complaisante. Cette histoire est une illustration intéressante de ce que nous apprend l'adhésion implicite aux normes de l'institution médicale.

Dans un autre registre, Jules Romains, avec *Knock*[2], propose une caricature de l'application de la médecine moderne d'autant plus piquante qu'elle s'adresse à des campagnards habitués aux médecines populaires dont ils sont en général satisfaits. Knock a bien compris tous les avantages qu'il pouvait tirer des connaissances médicales modernes. Pour lui, on ne « tombe pas malade », puisqu'on est tous peu ou prou malade :

> [...] je ne connais que des gens plus ou moins atteints de maladies plus ou moins nombreuses à évolution plus ou moins rapides[3].

1. Paris, Le Livre de Poche, 2 vol., 1984-1985.
2. Paris, Gallimard, 1983, coll. « Folio ».
3. *Ibid.*, p. 80.

Ses déclarations grandiloquentes, tirées des derniers savoirs médicaux, conduisent ses clients, venus consulter par curiosité, à se considérer malades et à accepter des traitements aberrants et fort coûteux, et il arrive même à ébranler l'instituteur Bernard, qui, suite à des démonstrations impressionnantes, prend conscience de sa mission d'éducation d'une population ignorante de la science.

Depuis, les psychanalystes ont éclairé ce phénomène de régression et d'abandon caractérisant le malade face au médecin, notamment Balint dans *Le Médecin, son malade et la maladie* (1957)[1]. Plus récemment, Jean Clavreul[2] l'a étudié en se référant à la conception lacanienne de la relation du Maître. En somme, nous dit cet auteur, l'institution médicale assujettit le malade à n'être qu'une maladie. Toute la stratégie de la médecine consiste à se « débarrasser » du sujet malade, qui représente un obstacle au diagnostic, à la soumission au traitement. La médecine fonde son discours (celui du Maître) sur la maladie et non sur le sujet malade, ce qui garantit d'une certaine manière son efficacité. Il s'agit d' :

> Imposer ce qui est le plus favorable au bien de quelqu'un, qui n'est pas jugé en mesure d'opposer un jugement recevable[3].

En fait, le malade n'a plus qu'à être malade et il n'existe pas en tant que sujet dans la relation de soins, pas plus que le médecin, qui n'est que le représentant de l'institution médicale déterminée par le savoir médical :

> Il n'y a pas de relation médecin-malade, ni de relation médecin-maladie. Il y a une relation institution médicale-maladie[4].

Le savoir médical est au centre de la relation médecin-malade. Il la caractérise et l'oriente à travers la personne du médecin autant que celle du malade, tous deux se référant à la vérité de la science médicale, donc à sa toute-puissance. Ainsi, le « bon malade » est celui qui s'abandonne au médecin, qui sait ce qui est bien pour lui, d'autant plus si celui-ci exerce dans ce « temple moderne » qu'est l'hôpital :

> Ce qui est fondamental et constant dans la constitution de la demande du malade, c'est son entrée dans le discours médical. Il est possible d'en rendre compte en usant de ce qui est plus qu'une comparaison, l'entrée de l'enfant dans le discours de la mère. Car, de même que le malade ne peut assurer sa

---

1. Paris, Petite Bibliothèque Payot, 1996.
2. Jean Clavreul, *L'Ordre médical*, Paris, Le Seuil, 1978.
3. *Ibid.*, p. 24.
4. *Ibid.*, p. 226.

guérison lui-même, l'enfant dans sa prématuration ne peut satisfaire par lui-même aux impératifs de ses besoins[1].

Une telle conception de la relation médicale est-elle transposable à la relation de soins infirmiers, et plus précisément quand il s'agit d'un soin de base comme la toilette ? Même si toute une idéologie récente tend à s'en distancier, on doit se rendre à l'évidence : toute relation de soins infirmiers est marquée et déterminée par la culture médicale, elle-même fondée sur le savoir médical érigeant la maladie en objet (de recherche, de soins). Pour Clavreul, il n'y a pas de doute : tout le monde, y compris les malades, participe (à différents niveaux, certes) au primat du savoir médical :

> Chacun sait qu'il existe un savoir médical, que personne ne peut prétendre le posséder entièrement, mais qu'il est toujours possible d'y avoir recours[2].

Dans le contexte actuel de promotion d'un « rôle propre infirmier », on peut s'attendre à la reconnaissance du sujet malade se distinguant d'une relation médicale voulant à tout prix objectiver la maladie. Mais le sujet malade a-t-il à voir avec la personne bio-psycho-sociale qui orienterait formellement une démarche de soins infirmiers voulue plus globale que celle du médecin ? Ce n'est pas si sûr, ni dans les conceptions à la base de ce mouvement, ni dans les pratiques qui en découleraient. Nous y reviendrons au chapitre 7.

Cela dit, c'est dans cette relation d'abandon du malade au pouvoir médical, qui serait incarné par tous les soignants, que peut se comprendre l'absence de réelles difficultés liées à la perte des habitudes de vie et à la rupture avec le milieu d'origine. L'état de maladie, de blessure, de traumatisme donné à voir, à comprendre et à traiter par les médecins est à l'origine d'une part d'un renoncement provisoire au(x) groupe(s) d'appartenance culturel(s) et relationnel(s) susceptible(s) d'apporter affection, sécurité et reconnaissance, et d'autre part d'un respect des prescriptions médicales et, plus largement, de l'ordre médical.

En deçà des habitudes d'hygiène, l'être en souffrance

Ramener les préoccupations soignantes au sujet des habitudes d'hygiène à une question secondaire n'est pas réduire la toilette à un soin banal et sans

1. *Ibid.*, p. 149.
2. *Ibid.*, p. 31.

importance. Ce n'est pas non plus ignorer ou sous-estimer les cas pour lesquels ce soin peut être très perturbant. Mais ces drames ne peuvent être expliqués par la seule perte des habitudes. Ce sont le plus souvent des situations complexes qui associent traumatisme physique et affectif motivant l'hospitalisation, avec perte des repères dans un contexte de fragilité ou de troubles psychiques sérieux. La toilette agit dans ces conditions de grande vulnérabilité comme facteur déclenchant ou aggravant, réactivant des positions défensives et sécuritaires. La capacité du soignant de pouvoir contenir l'angoisse de la personne en grande détresse devient alors primordiale.

Chez les personnes capables de supporter l'intervention d'un soignant pour assurer leur toilette, nous avons constaté une facilité à se soumettre aux règles et aux habitudes du milieu hospitalier. Cela est sans doute lié au partage des conceptions modernes d'hygiène et au fait que le recours volontaire à l'institution de soins place le sujet soigné, qui espère y obtenir sa guérison, dans une position de dépendance facilitant sa tolérance aux frustrations et aux contraintes. Dans ce contexte, seules comptent les préoccupations liées à la maladie et au devenir. Les habitudes d'hygiène relèvent ici d'un espace-temps différent. Le malade n'existe plus que par sa maladie, il est centré sur lui et n'a de cesse de le faire savoir aux soignants. La toilette représente le soin « idéal » sur lequel va se greffer son discours, car les soins d'hygiène, en conduisant à découvrir, à toucher, à manipuler tout le corps – beaucoup plus que de nombreux autres soins –, contribuent à révéler les signifiants de la maladie et de ses effets.

2

De la pudeur à l'apudeur dans la relation de soins d'hygiène

> Un homme qui vit en malade n'est que corps, c'est là ce qu'il y a d'antihumain et d'humiliant – dans la plupart des cas il ne vaut guère mieux qu'un cadavre.
>
> Thomas Mann, *La Montagne magique*, Paris, Le Livre de Poche, 1984, t. 1, p. 151.

Outre le risque de perturbation des habitudes de vie, les infirmières interrogées sur les toilettes signalent celui d'intrusion dans l'intimité des personnes soignées, et plus particulièrement l'atteinte à leur pudeur. Les élèves infirmières, infirmiers ou aides-soignant(e)s, avant toute confrontation à la réalité des soins, pensent d'abord à ce problème, imaginant qu'il est prépondérant lors des toilettes ; selon eux, c'est ce qui va être le plus difficile pour les malades : accepter de se montrer nus devant les soignants. Leur argumentation fait état d'une épreuve qui peut aller de la simple gêne de la personne à un sentiment de honte pénible, voire à des réactions violentes de certaines personnes (âgées le plus souvent) voulant résister à tout prix à la mise à nu qu'impose la toilette.

La formation des soignants aux soins d'hygiène prévoit l'apprentissage de toute une gestuelle et d'une organisation ayant pour but de prévenir le risque d'atteinte à la pudeur lors des toilettes. Les manuels de soins infirmiers prennent en compte cette question de manière évidente. Dans la description de la toilette au lit du malade, rien n'est laissé au hasard. La pudeur est préservée au moyen d'arrangements ingénieux qui se mêlent à une attitude adaptée du soignant (regard, toucher et manipulations). De plus, lors de l'application sur le terrain après un entraînement à l'école en salle de pratique, l'enseignant vérifie la bonne intégration de ces données et reprend l'élève qui ne respecte pas la pudeur de la personne. *Respectez la pudeur !* est une injonction qui a marqué des générations d'élèves infirmières, infirmiers et d'aides-soignant(e)s.

L'observation de personnes soignées au cours des soins d'hygiène, en particulier dans l'institution hospitalière, nous a amenée à questionner l'affirmation suivante : l'homme malade soigné par d'autres souffre forcément d'une atteinte à sa pudeur. En effet, on peut logiquement penser que les soins, et notamment les soins d'hygiène dévoilent ce qui est considéré comme intime et qui fait intervenir les sentiments de pudeur : le corps dénudé soumis au regard et au toucher d'autrui. La culture et l'éducation ont en général conduit à éviter soigneusement ces situations et à y réagir sans équivoque. Pourtant, à l'hôpital, il n'est pas rare de rencontrer des malades manifestement peu troublés lorsqu'on fait leur toilette et même indifférents à certains gestes et postures impensables en d'autres lieux. Il ne s'agit pas de nier et d'inciter à négliger les troubles et souffrances que certaines personnes peuvent éprouver lors des soins qui les exposent au regard et au toucher « impudique » du soignant. Le but de ce chapitre est d'essayer d'aller au-delà de cette évidence en s'appuyant sur d'autres réalités tout aussi objectives et de tenter de répondre à cette question : pourquoi trouve-t-on dans les institutions de soins des personnes dépendantes pour qui la relation de soins d'hygiène ne provoque pas, comme on pourrait s'y attendre, des réactions pudiques ?

Mais, avant de procéder à cette analyse, nous commencerons par définir et situer l'intimité et la pudeur dans leur sens général pour en dégager les conséquences prévisibles lors des soins infirmiers.

La pudeur et l'intimité dans la perspective d'une relation de toilette

La pudeur et l'intimité

Les définitions courantes de la pudeur (*Larousse, Robert*) font apparaître deux acceptions complémentaires. La pudeur est une attitude faite de discrétion et de retenue qui empêche de dire ou de faire ce qui peut blesser la décence. C'est une sorte de réserve qui évite de choquer les autres, de les gêner moralement. Mais c'est aussi un sentiment ou une disposition personnelle qui conduit à éprouver de la gêne ou de la honte devant ce qui peut blesser la décence, devant l'évocation de choses intimes, et en particulier de nature sexuelle. La pudeur est associée à la honte. Jean-Claude

Bologne, dans son ouvrage *Histoire de la pudeur*[1], relève d'ailleurs qu'elle a été appelée « bonne honte » ou « honte honnête ».

La pudeur dépend d'un code moral personnel en rapport avec l'éducation reçue et la personnalité. Exagérée, elle peut devenir de la pudibonderie. Mais celui qui outrepasse les règles et attitudes admises est jugé impudique. L'éducation conduit le petit enfant à adopter des attitudes et comportements décents vis-à-vis des autres et de lui-même. La pudeur s'apprend. Elle existe depuis la naissance de l'humanité. On peut lire dans la Bible qu'Adam et Ève, après avoir goûté au fruit de la connaissance défendu par Dieu, ont perdu leur état d'innocence au profit d'une prise de conscience de soi et de l'autre – homme et femme – qui donne lieu au premier geste pudique :

> Alors leurs yeux s'ouvrent : ils se rendent compte qu'ils sont nus. Ils cousent des feuilles de figuier, ils s'habillent. (Genèse)

Au-delà des mythes fondateurs d'un sentiment universel, Jean-Claude Bologne montre le cheminement très sinueux de la pudeur au cours des siècles. Mais c'est peu à peu autour de la nudité, qui « attache les yeux », que la morale s'est organisée. Puis le regard de l'autre est devenu insuffisant pour générer le sentiment de pudeur ou de honte. Ce qui compte alors, c'est « la simple conscience de sa propre nudité ». Ainsi, la pudeur est en rapport avec ce que l'on peut montrer de soi, et en particulier les attributs sexuels (sexe, seins et, par extension, tout ce qui peut signifier une intention séductrice : maquillage, habit, posture, regard, tenue générale). Dans cette logique, on constate que les soins du corps sont devenus, au fur et à mesure de leur généralisation à toutes les parties du corps, des pratiques personnelles, intimes, à l'abri du regard de l'entourage.

Actuellement, les attitudes et comportements en société montrent une prise de distance assez générale par rapport aux règles de pudeur et de décence : on se dénude beaucoup plus facilement, on est nettement moins soumis aux règles de pudeur en vigueur il y a quelques décennies. Cette évolution ne va pas dans le sens de l'impudeur, qui est volontairement provocatrice. C'est plutôt un affaiblissement des comportements pudiques, ce que Jean-Claude Bologne désigne comme une tendance vers l'absence de pudeur, ou apudeur. Selon lui, ce relâchement se situe, après tant d'efforts éducatifs et répressifs ayant conduit à l'intégration de la pudeur dans la conscience populaire, dans le courant de la modernité ; le

1. Jean-Claude Bologne, *Histoire de la pudeur*, Paris, Olivier Orban, 1986.

développement des savoirs objectifs et scientifiques sur le corps et les comportements humains tend à banaliser la nudité – ce que Baudrillard dénonce comme « une orgie de réalisme et de production[1] ». Jean-Claude Bologne, quant à lui, conclut à

> une tendance générale à la désexualisation du corps et à la recherche d'une apudeur qui ne remettrait pas pour autant en cause les acquis de la libération sexuelle[2].

Cependant, le sociologue Jean-Claude Kaufman[3] nuance ces points de vue. Étudiant le phénomène social de la pratique des seins nus à la plage, il réfute l'idée répandue d'un abandon des usages sociaux en rapport avec la pudeur et repère, au-delà des revendications naturistes et libertaires, toute la construction culturelle qui accompagne subtilement la décision de dénuder sa poitrine :

> Les seins nus sont en théorie une élaboration culturelle, une distance raffinée, au plus près du corps et de sa nudité. Mais ils sont si près justement qu'il n'est pas certain qu'ils parviennent à cet idéal[4].

Tout un apprentissage complexe régule en fait cette pratique « naturelle » en faisant intervenir les limites de l'âge, du territoire, des postures, du regard des autres et des paroles. Il aboutit à un comportement acceptable du nudiste et de ceux qui peuvent le voir. En fait, tout consiste à « savoir ce qui est censé ne pas être vu[5] ».

Quant à ce qui relève de l'intime, nous retiendrons que c'est ce qui appartient en propre à quelqu'un et reste généralement caché ou secret. L'intime relève de ce qui est privé et très personnel, qui ne se dévoile pas. On remarque aussi que, là encore, la définition du dictionnaire rapproche l'intime du sexuel, les rapports intimes étant synonymes (expression pudique ?) de rapports sexuels.

C'est par le biais des travaux de recherche sur la communication connus sous le nom de « proxémie[6] » que nous trouvons quelques repères

---

1. Jean Braudillard, *De la séduction. L'horizon sacré des apparences*, Paris, Denoël-Gonthier.
2. Jean-Claude Bologne, *Histoire de la pudeur*, *op. cit.*, p. 330.
3. Jean-Claude Kaufman, *Corps de femmes regards d'hommes*, Paris, Nathan, 1995.
4. *Ibid.*, p. 62.
5. *Ibid.*, p. 127.
6. Edward T. Hall (*La Dimension cachée*, Paris, Le Seuil, 1971, p. 13) a créé ce néologisme pour désigner « l'ensemble des observations et théories concernant l'usage que l'homme fait de l'espace en tant que produit culturel spécifique ».

utiles à la construction d'une hypothèse de travail centrée sur la relation de soin. Hall, dans son étude *La Dimension cachée*, identifie les comportements habituels et communs qui règlent les relations entre individus d'une culture donnée, notamment à travers la distance « juste » à observer selon le type de relation engagée ou évitée. C'est l'éducation et l'imprégnation culturelle qui conduisent à l'acquisition de comportements adaptés et qui déterminent le cadre de « bonnes relations ». L'observation de l'Américain du Nord issu de la classe moyenne lui a ainsi permis d'élaborer une typologie des distances qui règlent ses relations. En ayant pour perspective la relation de soin, nous retiendrons l'idée de « distance personnelle », dont Hall dit qu'on

> peut l'imaginer sous la forme d'une petite sphère protectrice, ou bulle, qu'un organisme créerait autour de lui pour s'isoler des autres[1].

Les relations qui s'instaurent en deçà de cette limite (moins de 50 centimètres) occupent « l'espace intime » des individus, puisque les limites de la distance intime sont franchies (ce qui est le cas lors de la toilette faite par un soignant à une personne dépendante). Dans certaines circonstances particulières (transports publics, foule compacte) qui nous obligent à confondre nos espaces intimes, nous nous protégeons les uns des autres par une attitude figée qui associe la contraction des muscles, le regard détaché et l'immobilisme. Hall précise aussi que les seules circonstances où deux personnes confondent volontairement leurs espaces intimes sont le rapport sexuel, le combat physique et le réconfort. Dans ce cas, la voix n'est pas prépondérante car :

> la présence de l'autre s'impose et peut devenir envahissante par son impact sur le système perceptif. La vision (souvent déformée), l'odeur et la chaleur du corps de l'autre, le rythme de sa respiration, l'odeur et le souffle de son haleine constituent ensemble les signes irréfutables d'une relation d'engagement avec un autre corps[2].

Ainsi, les dispositions propres à la pudeur et à l'intime régulent les relations sociales en maintenant un espace entre soi et les autres, cet espace étant préservé par le regard, l'image qu'on donne et la distance à ne pas franchir. Chacun est censé savoir respecter, de par sa tenue et sa retenue, la pudeur et le besoin d'intimité des autres, tout en se préservant soi-même. Cependant, comme pour l'hygiène, cette connaissance pratique

1. Edward T. Hall, *La Dimension cachée*, *op. cit.*, p. 15.
2. *Ibid.*, p. 147.

revêt des formes variables déterminées par la culture de référence, qui elle aussi est soumise à une évolution historique. En conséquence, la pudeur et l'intimité ne peuvent être figées dans une description monolithique. Malgré cette réserve, il est logique de penser qu'une relation de soins occasionnée par une dépendance va singulièrement éprouver les dispositions personnelles de pudeur et d'intimité, d'autant plus que les pratiques de soins d'hygiène ont considérablement changé avec le développement du lever précoce des malades, les impératifs de l'hygiène hospitalière et l'installation de moyens matériels garantissant une meilleure hygiène quelle que soit la situation de la personne.

De la toilette au lit au chariot douche

À l'époque où la prescription médicale imposait souvent au malade le repos au lit, les infirmières et les aides-soignantes apprenaient à prévenir le risque d'atteinte à la pudeur et à l'intimité lors de la toilette. Toute une gestuelle compliquée, qu'il fallait longuement répéter pour parvenir à une aisance quasi naturelle alliant efficacité et rapidité, permettait de laver la personne au lit dans un enchaînement logique sans la dénuder totalement et presque sans la voir. Nous y reviendrons.

Une meilleure connaissance des complications iatrogènes de l'alitement et les progrès techniques, notamment en chirurgie, ont abouti à la réduction spectaculaire des périodes d'alitement total. Le lever précoce et la mobilisation concernent maintenant la majorité des personnes soignées. Il y a peu d'exceptions. De ce fait, les toilettes au lit deviennent plus rares. Les conditions d'hospitalisation et d'hébergement ont elles aussi considérablement changé avec la disparition des salles communes et l'accroissement de l'équipement sanitaire individuel au niveau de chaque chambre : cabinet de toilette, voire salle de bains avec douche. De plus, le matériel sanitaire mobile (chariot douche), avec ses possibilités d'adaptation à différentes situations de maladie et de handicap, permet de baigner et de laver relativement facilement la plupart des personnes très dépendantes. Enfin, la prévention des infections nosocomiales oblige les soignants à imposer des règles d'hygiène strictes se traduisant par une augmentation de la fréquence des bains et des douches.

Cette généralisation des pratiques d'hygiène au moyen des bains et des douches ainsi que celle de la toilette dite « au lavabo » impliquent un nouveau rapport au corps du soigné, rendant celui-ci plus exposé et plus visible. Il est donc logique de penser que les moyens actuels d'hygiène risquent d'aggraver le malaise lié à la violation de l'espace intime et d'attenter au sentiment de pudeur des personnes entièrement dénudées pour les besoins de la toilette.

Un comportement étonnant chez les soignés

La relation de soins d'hygiène d'adulte à adulte constitue le prototype de l'activité soignante qui attente à la pudeur et à l'intimité. En effet :

- la relation du soignant (personne active, debout et mobile) à la nudité de l'autre (personne couchée ou assise, passive) s'inscrit dans un rapport de domination évident ;
- l'activité du soignant s'effectue dans la « bulle » du soigné et dans son espace intime ;
- le regard et le toucher intéressent tout le corps, jusque dans ses cavités les plus secrètes ;
- enfin, la durée parfois très importante de cette intrusion dans l'espace intime du soigné peut aggraver le sentiment d'emprise du soignant sur le soigné.

Dans ces conditions, on est tenté de souscrire à l'hypothèse commune qui peut s'énoncer ainsi : *La relation de soins d'hygiène ébranle tout un système moral élaboré qui a pour but la protection personnelle et celle des autres à partir de seuils déterminés par des codes complexes acquis par l'éducation. Dépassée par les circonstances, et dans l'impossibilité de reprendre le contrôle de la situation, il est probable que la personne éprouvée dans sa pudeur et son intimité réagisse et le montre par un ensemble de signes psychosomatiques dont la rougeur, le mutisme, le recroquevillement sont les plus banals et les plus connus.*

À peine cette hypothèse émise, on pense déjà à la mettre en doute : rien de plus normal que les personnes ressentent une atteinte à leur pudeur et à leur intimité lorsque leur toilette est réalisée par un soignant. Il y a chez les soignants qui proclament cette évidence comme une volonté de conjurer « l'impensable » (car immoral et peut-être inhumain) qu'ils observent ; en réalité, peu de personnes sont affectées par une relation qui devrait normalement les outrager ou, du moins, les gêner fortement. Qui n'a pas rencontré dans un couloir ou le hall d'entrée d'un hôpital (quand ce n'est pas dans le parc au moment des beaux jours) un malade à peine vêtu, chemise ou pyjama mal fermé ? De même, la pudeur ne retient pas (ne retient plus sans doute) certains autres de se dévêtir pour montrer facilement leurs pansements, drains, sondes de toutes sortes... Ainsi ce jeune homme, hospitalisé depuis deux mois en unité de traumatologie, qui faisait ses adieux le jour de son départ en se rendant de chambre en chambre (sans discrimination de sexe ou d'âge) dans son fauteuil roulant, torse nu, vêtu seulement d'un slip (tenue habituelle adoptée lors de son séjour). Personne, tant soignés que soignants, n'a paru étonné de cette tenue et n'a pensé que ce jeune homme était impudique.

Cette illustration d'une réalité relativement ordinaire ne remet certainement pas en cause les problèmes inhérents à la pudeur que la situation de toilette peut provoquer ; toutefois, elle met sur la piste d'une deuxième hypothèse qui mérite d'être explorée, et qui est fondée sur deux postulats bien connus :

- la maladie, la dépendance affectent totalement la personne, au point de la rendre égocentrique, c'est-à-dire centrée sur elle-même, préoccupée essentiellement par ce qui lui arrive ;
- l'institution de soins a des effets déstructurants et génère des comportements paradoxaux.

Autrement dit : *un état, une disposition inhabituelle s'installe insidieusement chez les personnes malades et dépendantes, les conduisant à adopter des attitudes et comportements tout à fait intolérables en d'autres lieux que celui de l'institution de soins.*

Les nuances apportées par les données cliniques

Les exemples de soins d'hygiène donnés ci-après prennent résolument le contre-pied de l'opinion courante qui fait de la pudeur un problème systématique et occulte ainsi une réalité qui la dépasse largement ; ils conduisent à explorer la dimension anthropologique de la maladie et de la dépendance, oubliée et/ou mal connue des soignants.

Certaines des données cliniques utilisées proviennent de l'observation de la relation de toilette présentée au chapitre 1 (les personnes sont signalées par leur prénom), d'autres d'observations fortuites effectuées en parallèle de notre activité de formation et d'évaluation d'élèves infirmières, infirmiers et aides-soignant(e)s. Enfin, ici comme dans les autres chapitres, les témoignages provenant d'œuvres littéraires ont été choisis pour leur force évocatrice et significative.

De l'indifférence à l'apudeur

Certaines personnes se montrent indifférentes à tout ce qui pourrait normalement provoquer leurs sentiments de pudeur et générer des réflexes défensifs et protecteurs. Ainsi Gilbert, 64 ans, hospitalisé depuis deux jours pour rupture de varices œsophagiennes, répond à l'infirmière qui s'excusait de ne pas avoir de chemise et de drap à sa portée et qui le laisse tout nu sur son lit pour aller s'en procurer :

> Ça ne fait rien, je ne vais pas me geler ! [C'était le mois de juillet, et il faisait très chaud.]

Il en est de même pour cette vieille femme en chambre à deux lits, entrée depuis plusieurs jours pour subocclusion, à qui une élève aide-soignante vient de faire la toilette au lit et qui demande à être installée sur le fauteuil commode pour faire ses besoins tant attendus. Indifférente à son entourage, elle se concentre avec application sur son besoin, et rien ne vient troubler sa détermination. Ni la voisine de lit (il est vrai infirmière à la retraite), plutôt encourageante, ni l'élève, occupée à refaire le lit, ni l'infirmière qui l'encadrait n'ont paru troublées par cette scène qui s'inscrivait dans une sorte de logique ordinaire. Les arguments de l'élève, invitée à réfléchir à cette situation, montrent que la vigilance par rapport à la pudeur et à l'intimité est effective lorsque la personne en ressent le besoin. En l'occurrence, la personne n'était pas gênée, d'où la non-intervention du soignant qui, en fait, n'y prêtait pas attention.

Il n'est pas rare, par ailleurs, que la maladie envahissante, l'agonie abolissent toute attitude pudique et génèrent même des réactions équivoques qui pourraient être qualifiées d'impudiques. Marie, 65 ans, arrivée au stade terminal d'un cancer du foie, dénudait continuellement son ventre volumineux dès qu'on tentait de le recouvrir. La serviette de toilette ou le drap était rejeté(e) systématiquement avec un certain agacement, exposant sans retenue son corps dont les gestes de la toilette soulignaient les contours monstrueux. Marie était toujours nue sur son lit. Pourquoi ? Était-ce pour éviter une sensation douloureuse due au poids du linge, aussi fin fût-il ? Était-ce une attitude de défi pour imposer au soignant, de qui elle attendait une guérison miraculeuse, son corps signe de la maladie et de son devenir ? Elle semblait dire :

> M'avez-vous vu ainsi... ? Faites quelque chose pour moi !... En me recouvrant du drap propre et fin après m'avoir lavée, vous anticipez ma mort...

Le contexte de fin de vie était en effet si prégnant qu'on pouvait associer le drap au linceul, renforçant sa désespérance et sa peur d'être abandonnée (ressenti très probable devant la fuite de l'équipe, très peu investie dans l'accompagnement, et qui a d'ailleurs préféré la transférer dans un autre service où elle est décédée deux jours après).

Pour Lydie, 64 ans, la toilette était l'occasion d'assouvir son intense besoin de maternage. Le contexte de la maladie était mal élucidé (tentative de suicide l'ayant conduite à l'hôpital où, au décours du bilan d'entrée standard, une leucémie fut diagnostiquée). Même si sa famille venait fréquemment lui rendre visite, les relations avec cette dernière paraissaient distantes. En revanche, elle pratiquait un jeu infantile pour capter le regard et l'attention d'une élève infirmière de troisième année (« ma douce »). Tout était prétexte pour faire durer ce lien réconfortant : vomissements en partie calculés juste après la réfection du lit, sensation douloureuse après une bonne séance de massage, obligeant à un nouvel examen, émission sans retenue de selles dans les draps propres et, surtout, propension à se dénuder et à rester exposée ainsi au regard gêné de l'élève. Et, puisqu'il fallait une fin à ces interminables séances de toilette, elle ne l'acceptait qu'à condition d'installer les barrières de lit, mesure injustifiée, sauf à considérer qu'elles rappelaient un lit de petit enfant. Qui était cette femme curieuse et sans histoire psychopathologique avérée ? Que voulait-elle dire et qu'espérait-elle ? Son comportement était jugé bizarre. Sa prise en charge avait été confiée à l'élève qui fit part, lors d'une évaluation, de son désarroi et de son malaise de plus en plus insupportable devant tant d'impudeur et de laisser-aller chez cette femme de qui elle se sentait captive.

Ces comportements à la limite de l'équivoque dépassent ce qui est tacitement convenu entre le soignant et le soigné : ne pas en faire plus que ce qu'exige le soin. Dans ces cas, le malaise s'installe du côté du soignant ou de celui de l'entourage, qui y voient une forme d'impudeur liée à une perte de contrôle de soi, soulignant par là l'aspect déshumanisant de la maladie.

Deux témoignages trouvés dans la littérature confortent ce constat clinique qui peut déranger ou choquer dans la mesure où il bouscule l'opinion courante, partagée par les soignants, selon laquelle les malades subissent presque systématiquement une atteinte à leur pudeur. Dans *Une Mort très douce*, Simone de Beauvoir[1] retrace la fin de vie de sa mère

1. Simone de Beauvoir, *Une Mort très douce*, Paris, Gallimard, 1992, coll. « Folio ».

souffrant d'un cancer intestinal traité chirurgicalement à plusieurs reprises. Alitée, dépendante, cette dernière se soumet volontiers aux soins imposés par son état. Sa fille remarque alors cet étonnant changement de comportement qu'elle n'aurait jamais imaginé chez sa mère avant sa maladie. Quand on lui propose de « faire dans ses draps », le bassin lui étant trop douloureux en raison d'une escarre, elle y consent d'emblée, ce qui « coupe le souffle » à sa fille présente qui, elle, voit dans cette solution « une telle humiliation » et qui ajoute, perplexe :

> Et maman, qui avait vécu hérissée d'orgueilleuse susceptibilité, n'éprouvait aucune honte[1].

Elle ne peut s'empêcher d'y voir un comportement qui serait

> une forme de courage, chez cette spiritualiste guindée, que d'assumer avec tant de décision notre animalité[2].

Mais précédemment, sa mère elle-même reconnaissait à l'occasion d'une séance de kinésithérapie cet étrange changement :

> La kinésithérapeute s'approcha du lit, rabattit le drap, empoigna la jambe gauche de maman ; sa chemise de nuit ouverte, celle-ci exhibait avec indifférence son ventre froissé, plissé de rides minuscules, et son pubis chauve. « Je n'ai plus aucune pudeur » a-t-elle dit d'un air surpris. « Tu as bien raison », lui dis-je[3].

Alors sa fille, déconcertée par cette scène inconcevable et gênée, poursuit :

> Mais je me détournai et je m'absorbai dans la contemplation du jardin. Voir le sexe de ma mère : ça m'avait fait un choc[4].

Lorsque Robert Murphy, anthropologue américain, raconte dans son livre *Vivre à corps perdu* son invalidité progressive mais inexorable due à une tumeur de la moelle épinière, nous avons un témoignage en creux de la pudeur et, plus généralement, de l'intimité. Avec l'aide de sa femme essentiellement, il doit faire face aux conséquences de la maladie qui l'ont conduit à une totale dépendance, puisqu'il devient tétraplégique. Il a très rapidement besoin des autres pour accomplir ses soins d'hygiène. Que ce soit au cours de ses hospitalisations ou à son domicile, il n'évoque jamais les problèmes de pudeur, de honte ou de malaise liés à sa dépendance. En

---

1. *Ibid.*, p. 77.
2. *Ibid.*
3. *Ibid.*, p. 26-27.
4. *Ibid.*, p. 27.

revanche, son corps devient une préoccupation constante, proche de l'aliénation :

> Quand on est malade, on ne peut plus considérer le corps comme allant de soi, comme une sorte d'axiome implicite, car il est devenu un problème. Il n'est plus l'objet d'une hypothèse inconsciente, mais l'objet d'une pensée consciente[1].

On voit bien que, dans ces conditions extrêmes, le malade est envahi par des questions existentielles non pas occasionnelles (comme au cours de nos rêveries projectives), mais omniprésentes, envahissantes ; le corps est donné à voir et à comprendre à ceux qui « savent » (du moins on le pense et on l'espère). Le corps s'expose, est montré ; il est manipulable, objet de soins et d'attention. Devant abandonner progressivement ses activités d'enseignement, le combat essentiel de Murphy, qui en fait un véritable projet de vie, est presque exclusivement consacré à dénoncer de manière violente le regard des valides sur les invalides et l'exclusion de ces derniers de toute vie sociale normale :

> Les invalides sont davantage que des déviants : ils sont le contre-chant de l'existence quotidienne[2].

Mais, parallèlement, il propose toute une anthropologie très fine de l'état de dépendance, du rapport de l'invalide à son corps et aux autres, valides qui, de toute façon, ne peuvent pas comprendre (ou ne comprennent que très bien).

Dès l'instant où se noue une relation de soins où le corps (du soigné et du soignant) est central, la pudeur et le besoin d'intimité appartiennent à l'avant ou l'après.

Les hommes : du dépit et des regrets

Il n'est pas rare que la toilette intime provoque des commentaires dépités ou ironiques chez les hommes, qui soulignent de cette manière le regret de leur virilité perdue ou dégradée. A., un ancien général de l'armée, âgé de 76 ans, hémiplégique, porteur d'une sonde urinaire, ironisait systématiquement au moment de la toilette et des manipulations inhérentes à sa sonde, qu'il appelait son « tout à l'égout ». Cet autre homme, chancelant devant le lavabo auquel il s'agrippe pour tenir debout le temps de la toi-

1. Robert Murphy, *Vivre à corps perdu*, Paris, Plon, 1990, p. 27.
2. *Ibid.*, p. 189.

lette du siège et intime, se met en colère devant l'image qu'il sait donner à la jeune infirmière qui le lave et qui voit ses organes génitaux vieillis, vestiges de sa virilité perdue. Enfin, Émilien – dont nous reparlerons –, arrivé au stade terminal d'un cancer de l'œsophage, s'amuse tristement des difficultés de l'infirmière à faire tenir un étui pénien sur sa verge et lui demande de s'arranger à ne pas la lui couper, même si elle ne lui est plus utile à rien. Mais, ce qui le préoccupe surtout, c'est d'arriver à une installation fiable qui évite les fuites urinaires qu'il tolère mal en raison de l'image qu'il donne de lui aux soignantes. C'est une question de dignité, constatée également chez le général. « Être mouillé », « se mouiller », c'est gênant et même insupportable.

En somme, la toilette intime masculine (de personnes âgées dans les observations rapportées), en dévoilant les organes génito-urinaires marqués par l'âge ou l'appareillage, porte plus atteinte à une intimité qui s'est distanciée de la pudeur en elle-même. C'est un spectacle humiliant, car il montre la dégradation difficilement supportable. Le regard, les soins agissent comme un miroir renforçant les sentiments du vieillissement et donnent lieu à des « attaques » plus ou moins maîtrisées envers les soignants.

À leur manière, les femmes aussi découvrent leur corps au cours de la toilette et font le plus souvent part de leurs regrets. D'une manière générale, la toilette, dévoilant les effets dégradants de la maladie (et notamment les souillures incontrôlables), provoque de nombreuses réactions à travers lesquelles on relève l'atteinte à la dignité humaine, ce qui dépasse les « simples » problèmes de pudeur et d'intimité. Ce phénomène, qui est central dans la problématique de la personne soignée au cours de la toilette, sera exploré au chapitre 5.

Le contrôle de soi retrouvé

Malgré les constats précédents, on observe aussi des réactions pour se protéger de ce qui attente à la pudeur au cours de la toilette. Certains malades montrent leur souci de contrôler la situation, et anticipent ou corrigent eux-mêmes les abus dus au contexte de la toilette en se recouvrant pudiquement et discrètement par exemple. Nous avons aussi remarqué une circonstance particulière dans laquelle de nombreuses personnes soignées s'autorisent un choix qui leur permet de sauvegarder un comportement pudique. En effet, lorsque l'infirmière demande à un malade d'être actif, par exemple en enserrant la taille d'un soignant pour se tenir tourné sur le côté pendant qu'un autre soignant lui lave le dos et le siège, il n'est pas rare que le soigné n'entende pas cette invitation et s'agrippe de préférence au montant du lit, à la table de nuit, voire imprudemment au pied à perfusion, au risque de provoquer une catastrophe matérielle.

En somme, les agissements du soignant dans la sphère intime du soigné sont tolérables et portent peu à conséquence tant que ce dernier reste passif. À partir du moment où sa contribution active est possible et attendue, les réflexes comportementaux en regard de la pudeur sont retrouvés. Il y a une limite assez nette entre l'attitude passive, qui dispense du contrôle de soi, voire l'annihile, et l'attitude active, qui renoue avec les comportements « normaux » et habituels.

En conclusion, la règle de l'atteinte à la pudeur lors des soins, et particulièrement lors des soins d'hygiène, partagée par les soignants, est un a priori trop général et systématique sur la relation soignant-soigné. Le rapport au corps en cas de maladie et de dépendance se modifie, obéissant à des logiques différentes. Bien sûr, les situations rapportées ci-dessus n'ont pas pour but de démontrer que la majorité des personnes n'ont pas de problème de pudeur ; elles doivent cependant encourager les soignants à concevoir la complexité des réalités des soins dans le but de les appréhender autrement car, au-delà des problèmes supposés de pudeur, d'autres, plus subtils et plus pertinents en termes de difficultés et parfois de souffrance extrême, sont révélés lors de la toilette.

Nous proposons maintenant d'approfondir les hypothèses esquissées dans les pages précédentes.

L'atténuation du besoin de pudeur et d'intimité

Le constat d'apudeur, d'indifférence ou encore d'attitudes impudiques relevées chez les personnes soignées pendant leur toilette ne peut s'élucider que si on le corrèle avec le contexte particulier dans lequel ces phénomènes se produisent, caractérisé par une dépendance aux soignants, à cause d'une maladie, d'un accident ou d'un handicap, pour répondre aux besoins de base.

Égocentrisme et régression

À cause de la souffrance et des renoncements qu'elle occasionne, la maladie aiguë ou chronique affecte totalement la personne, qui prend soudain – ou peu à peu – conscience de sa condition et de sa vulnérabilité.

Elle l'accapare, même pour un problème objectivement banal. La personne malade a tendance à se centrer sur elle-même et à ne plus assumer ses rôles habituels ; son corps ou l'organe malade devient souvent le centre de ses préoccupations. Pour certains spécialistes de psychologie médicale, le malade a un comportement égocentrique. R. Murphy le constate dès sa première hospitalisation, qui avait pour but d'élucider son déficit moteur qui commençait à l'handicaper :

> [...] quand une personne tombe malade, tous ses rôles sociaux – père, mère, avocat, boulanger, étudiant et ainsi de suite – se trouvent momentanément suspendus. L'individu devient une « personne malade » ce qui selon la gravité de son état le décharge de certaines de ses obligations ordinaires ou même de l'ensemble de celles-ci[1].

Cette rupture et le recours aux autres pour rester en vie inaugurent une étape de régression. La personne, ramenée au lien fondamental et total à l'autre, au cours des activités de soin dont elle a besoin, donne son corps à voir et à comprendre, au risque de le voir elle-même. Tout soignant, quel que soit son statut, est mis à contribution dans une recherche de sens et d'espoir. Dans ces conditions, on comprend que la pudeur et l'intimité puissent devenir secondaires. Le malade a besoin d'être vu et, sûrement, entendu. Mais, au-delà de cette exigence de l'ici et maintenant, la réponse du soignant qui s'occupe de lui provoque d'étranges sentiments qui ont à voir avec la sécurité, la réassurance et le désir de l'autre qui reconnaît son désir à travers le besoin. En fait, le soigné renoue en cette occasion avec les liens maternels primaires et primordiaux. Il refait l'expérience d'une relation fusionnelle. Murphy, encore, explique cette situation alors qu'il est devenu tétraplégique et que sa femme doit assurer totalement ses soins de base :

> Je m'en remets à elle bien au-delà de ce qui est normal dans un couple, et les soins qu'elle me dispense sont moins conjugaux que maternels. Elle fait pour moi ce qu'une mère fait pour son enfant, et chacun de nous a réagi à cette mutation dans nos relations par un certain antagonisme refoulé à l'égard de l'autre. J'ai souvent répété que je voulais une femme, non une mère... et Yolanda est, certes devenue ma femme, mais en fait, c'est maintenant une épouse-mère[2].

Il pousse l'analyse plus loin encore quand il remarque avec une pointe de cynisme :

---

1. Robert Murphy, *Vivre à corps perdu*, *op. cit.*, p. 36.
2. *Ibid.*, p. 297-298.

> Notre dépendance mutuelle n'est plus égale, l'autorité accrue de Yolanda se justifie par le surcroît de ses responsabilités et j'accepte tout cela comme pertinent et adéquat[1].

Jean-Dominique Bauby[2], atteint d'un *locked-in syndrom*, dont l'histoire a été connue grâce à un documentaire de Jean-Jacques Beinex et à un livre, totalement dépendant, n'ayant plus pour communiquer que le battement d'une paupière (seul mouvement volontaire qui lui reste), éprouve quant à lui des sentiments contradictoires au cours des soins d'hygiène :

> Un épisode domestique comme la toilette peut m'inspirer des sentiments variés.
> Un jour, je trouve cocasse d'être, à quarante-quatre ans, nettoyé, retourné, torché et langé comme un nourrisson. En pleine régression infantile, j'y prends même un trouble plaisir. Le lendemain, tout cela me semble le comble du pathétique et une larme roule dans la mousse à raser qu'un aide-soignant étale sur mes joues. Quant au bain hebdomadaire, il me plonge à la fois dans la détresse et la félicité[3].

Le souvenir agréable généré par cette étrange re-connaissance de soins maternels positifs dont chacun garde toute sa vie la nostalgie, ainsi que la centration sur le corps souffrant, exposé à l'attention de ceux qui savent et qui peuvent quelque chose, suffisent à expliquer l'attitude apudique qui caractérise de nombreux malades dépendants que les soins d'hygiène vont d'une certaine manière favoriser. Attitude impensable pour l'homme normal, valide, qui ne peut se projeter dans une situation de dépendance, si ce n'est à travers une fantasmatique sexuelle équivoque, comme nous le verrons ultérieurement.

L'apudeur, résultat du « corps-machine »

À cette tendance régressive liée à l'état de maladie et de dépendance s'ajoute une mentalité typique de l'homme moderne dont David Le Breton rend compte dans son ouvrage traitant de l'anthropologie du corps[4]. Dans le fond, nous sommes les héritiers d'une conception développée et continuellement consolidée depuis la Renaissance qui conduit à concevoir séparément l'homme de son corps. Le corps est « un reste », il n'est pas

---

1. *Ibid.*, p. 297.
2. Jean-Dominique Bauby, *Le Scaphandre et le papillon*, Paris, Robert Laffont, 1997.
3. *Ibid.*
4. David Le Breton, *Anthropologie du corps et modernité*, Paris, PUF, 1990.

(plus) l'homme. Partant de là, le corps, part animale de l'homme, devient objet de savoir pour ce qu'il est uniquement : une pure organisation biologique qui fonctionne comme une machine. L'ère du « corps-machine » succède, pour l'homme occidental, à celle de l'homme unifié et non individualisé. Dès lors, « le corps est associé à l'avoir et non plus à l'être[1]. » C'est sur ce principe qu'ont pu se développer les connaissances anatomiques puis biologiques sur le corps, sur lesquelles se sont naturellement articulées les techniques de réparation dont les succès croissants nous conduisent aux rêves les plus fous d'immortalité et, surtout, de jeunesse éternelle.

Dans ces conditions de dissociation homme/corps, il est assez logique que la question de la pudeur ne se pose plus de la même manière. L'image que donne Le Breton de la maladie qui « conduit le malade à se déposer passivement entre les mains du médecin[2] » montre le degré d'intériorisation de cette conception dissociée qui donne au corps en somme un statut autonome et permet qu'il soit « étudié pour lui-même[3] ». Le malade apporte son corps (sa machine) à étudier, à connaître, à réparer, à restaurer aux médecins promus « mécanos » d'élite, divinisés. Dans cette démarche qui vise à faire taire ce qui grince, ce qui coince, ce qui se dégrade et s'use, « le malade suit son corps[4] ».

Cet apport anthropologique peut nous éclairer sur la tendance à des attitudes apudiques constatées lors des soins. La relation de soin, en s'adressant au corps séparé affectivement de l'humain, n'attente pas vraiment à la pudeur et à l'intimité de l'homme malade, qui, volontairement, le donne à voir et attend souvent avec impatience que les soignants lui rendent ses espoirs et ses idéaux.

Mais une autre logique va être déterminante pour la facilité à se montrer, à s'exposer et à supporter la dépendance, à savoir celle de l'institution de soin qui va exercer un pouvoir insidieux mais efficace pour soutenir – sans nécessairement induire délibérément – les comportements régressifs des soignés, condition de l'efficacité (provisoire sans doute) de la médecine.

---

1. *Ibid.*, p. 47.
2. *Ibid.*, p. 188.
3. *Ibid.*, p. 48.
4. *Ibid.*, p. 208.

Le devoir d'être malade

Déjà abordé au chapitre 1 à l'aide de l'ouvrage de Jean Clavreul[1], auquel nous ferons souvent appel par la suite, nous ne nous attarderons pas ici sur le pouvoir institutionnel. Pour de nombreux soignés, la perte des réflexes de pudeur et du besoin d'intimité s'acquiert (plus ou moins vite selon les problèmes de santé, les circonstances de leur apparition, la prise en charge) à travers un apprentissage des règles et attentes plus ou moins explicites de l'institution.

R. Murphy s'exprime longuement sur ce point à partir de ses multiples expériences des établissements de soin dans lesquels il a séjourné pour faire diagnostiquer sa maladie, procéder à une tentative d'exérèse de la tumeur qui lui comprime la moelle, traiter chirurgicalement les escarres qui ne l'épargnent pas et pour passer à la rééducation fonctionnelle :

> L'hôpital exige de l'hospitalisé qu'il pense à lui-même essentiellement comme à un patient car c'est la condition de son adaptation et de son asservissement. Cela permet au corps médical de le traiter avec une certaine distance et une certaine froideur, de le considérer comme un cas et non une personne[2].

Alors, poursuit-il

> je me comportais désormais en « hospitalisé » qui suspend toutes ses activités habituelles : je jouais le rôle du malade[3].

La « permission médicale » accordée à certains patients en rééducation s'inscrit pour lui dans cette mentalité et, au risque de surcharger un peu cette argumentation, écoutons-le parler encore une fois :

> Une fois de plus, l'hôpital démontrait là sa remarquable facilité à ramener ses pensionnaires à un statut juvénile et de réveiller d'anciens états d'esprit qui ne sont en fait oubliés qu'en surface[4].

Les personnes soignées en rééducation reconnaissent assez facilement ce rapport de dépendance à l'institution, qui non seulement impose ses règles de manière explicite mais aussi, de manière plus insidieuse, ses attentes vis-à-vis d'elles. Se découvrir, s'exposer, montrer son corps, ses déficits, ses mutilations, ses cicatrices... font partie du jeu à partir du moment où une demande de soin est formulée.

---

1. *L'Ordre médical*, *op. cit.*
2. Robert Murphy, *Vivre à corps perdu*, *op. cit.*, p. 40.
3. *Ibid.*, p. 40.
4. *Ibid.*, p. 64.

L'apudeur et l'hypersociabilité de la majorité des personnes soignées ne font que témoigner d'une adaptation réussie ainsi que des bonnes dispositions pour suivre les prescriptions et donner toutes les garanties de vouloir aller mieux. Il ne faut pas décevoir ceux qui montrent tant de sollicitude et d'efforts à l'égard des personnes qui vous ont manifesté tant de confiance.

E.T. Hall[1] n'aborde pas parmi les relations de corps à corps celles relevant d'une relation de soin. Dans ce cas, on peut dire que, pour le soigné, toutes les subtiles attitudes et manières d'être, lentement forgées par l'éducation, sont comme sidérées et en attente. Il y a adéquation, le plus souvent parfaite, entre les besoins de l'un et les projets que les autres (supposés et espérés tout-puissants) font pour lui, dans une perspective partagée par tous qui est celle de guérir, ce qui fonde, typiquement, une relation d'attachement.

« Respecter la pudeur » ?

L'habitude de la réparation du corps

Le phénomène de dépendance, voire d'aliénation à l'institution, reconnu en psychiatrie, en gériatrie – appelé encore, dans certains cas, hospitalisme –, a donné lieu à de nombreuses recherches depuis plusieurs décennies, et on connaît de mieux en mieux les réactions et les comportements humains envers la maladie. Peu à peu, ces savoirs ont influencé les mentalités et les pratiques soignantes, qui se sont sensiblement modifiées. En bref, l'époque est à l'autonomisation, l'implication, la réinsertion sociale. Les comportements régressifs sont mal tolérés, le maternage soignant est dénoncé, l'infantilisation est condamnée. Le contact avec la famille, évité il n'y a pas si longtemps, est maintenant recherché ; l'entourage, les proches sont très rapidement mobilisés pour organiser la sortie et la prise en charge de leur parent malade, accidenté ou âgé. Le séjour hospitalier devient de plus en plus une brève étape de réparation la plus minimale et efficace possible ; une parenthèse dans un continuum de vie qui ne doit pas s'interrompre. Bien entendu, les réalités sont singulières et n'obéissent pas toutes à cet idéal mais, grâce aux progrès des techniques médicales et chirurgicales qui simplifient les investigations et les traitements, conjugués aux pressions économiques qui visent la réduc-

1. *La Dimension cachée*, *op. cit.*

tion des dépenses de santé, on constate une diminution sensible des durées de séjour hospitalier.

La capacité de s'adapter est devenue une qualité essentielle de l'homme moderne. Il ne s'agit plus de se soumettre à un nouveau milieu et de s'y laisser assimiler passivement, mais plutôt de s'intégrer et de garder suffisamment de lucidité et de force pour agir sur ce milieu en tant que sujet. La rupture provoquée par la maladie ou l'accident échappe à peine à ce principe. La transition entre crise et résolution se réduit de plus en plus. De multiples moyens sont déployés par les institutions de soins, même de longue durée, pour éviter la désinsertion et les traumatismes iatrogéniques, sources de désadaptation et de dépendance pathologique.

En conclusion, la personne hospitalisée ou celle en rééducation, ainsi que le résident en long séjour sont encouragés, éduqués à garder la face. Ils n'ont pas le droit de se laisser aller et, de toute façon, en ont de moins en moins le temps. Mais, paradoxalement, durant ce temps compté pendant lequel ils sont autorisés à se faire réparer au mieux ou à s'adapter, il est clair qu'ils doivent s'abandonner aux techniciens de la médecine, ce qu'ils font volontiers. Et, encouragés à un recours sans fin à la capacité médicale qui tend à faire croire à une santé parfaite et à une vie éternelle, nous devenons tous des consommateurs insatiables de la médecine et, surtout, de l'hôpital. Ces recours fréquents à l'institution hospitalière nous habituent en somme à cette relation soignant-soigné intermittente fondée sur l'idée d'un « corps-machine » réparable, transformable. Le corps, dans ces moments-là, est neutralisé, dissocié. La pudeur, l'intimité enracinées dans son histoire se détachent des préoccupations et seront naturellement retrouvées à la sortie.

Le devoir des soignants

Ce type de situation tend à se multiplier et ne doit pas nous faire sous-estimer les cas complexes qui ne peuvent se solutionner rapidement ou pour lesquels les capacités adaptatives sont insuffisantes. Les longues périodes de dépendance et la durabilité des rapports à l'institution – qui joue d'ailleurs un rôle de contenant sécurisant – vont favoriser l'émergence de la problématique d'attachement-séparation qui implique soignés et soignants. C'est alors aux soignants, infirmières et aides-soignantes chargées d'évaluer, d'organiser et de réaliser ce qui relève des besoins d'hygiène, d'être vigilants et de tout faire *pour respecter la pudeur et l'intimité de ceux qu'elles soignent car, quelle que soit leur situation, même celle dite végétative, ce sont avant tout des hommes et des femmes.* C'est là un devoir fondamental, qui ne s'érige pas sur le soi-disant malaise du soigné – puisque nous avons vu que, dans de nombreux cas, cette notion devient secondaire –, mais sur les fondements mêmes du mode de relation qu'implique la nature des soins. *C'est sûrement cela, « prendre soin ».* Et, nous avons vu avec Lydie, cette femme très régressive, abandonnée à l'élève infirmière désemparée, la difficulté qu'ont certaines infirmières à s'impliquer dans cette relation qui renvoie nécessairement à l'impuissance devant la mort et à l'angoisse de la déshumanisation. Nous en reparlerons longuement tout au long des prochains chapitres.

Dernière et triste illustration observée en service de réanimation médicale. Madame X, la cinquantaine, est en coma végétatif depuis plusieurs semaines suite à un accident vasculaire cérébral. Avec la collaboration des infirmières du service, un laboratoire teste sur elle la fiabilité d'un collecteur d'urines qui permettrait d'enlever la sonde vésicale. Le ventre dénudé et les jambes largement écartées, la vulve est rasée et soumise à de multiples et interminables manipulations pour poser et faire adhérer le prototype du laboratoire, qui est loin encore d'être au point. Dans cette opération, la seule chose qui compte est d'arriver à produire un matériel fiable et rentable, et sans doute utile à d'autres à l'avenir.

C'est dans ces circonstances extrêmes que s'éprouve la capacité de l'infirmière de protéger et de respecter la pudeur et l'intimité de ceux qu'elle est avant tout chargée de soigner, et c'est là où elle est la plus défaillante, mue par d'autres logiques qui devront s'élucider et se comprendre pour être dépassées.

La relation de soin moderne, au risque de l'apudeur

L'intérêt et l'attention que les infirmières et les élèves portent à la pudeur, en particulier à propos des soins d'hygiène, dépendent d'une idée commune qui veut que toute relation de soin provoque nécessairement un trouble, un malaise chez celui qui doit montrer son corps, puisque nous avons tous été éduqués à contrôler nos attitudes et nos gestes afin de garantir une certaine distance vis-à-vis des autres ainsi qu'une certaine pudeur. En réalité, le rapport à l'institution de soin abolit le plus souvent les réflexes de la pudeur et du besoin d'intimité, que ce soit momentanément ou durablement. Le malade se soumet volontiers aux impératifs des soins, dont celui de montrer son corps. La médecine moderne concourt aussi largement au développement d'un comportement d'abandon le temps d'un diagnostic attendu, d'une réparation qui sauve. Les infirmières participent à ce mouvement, au risque parfois de ne plus savoir faire face à un comportement extrême d'apudeur et de s'approprier sans aucune pudeur et humanité le corps-machine de ceux qui ne donnent plus aucun signe de vie humaine apparente.

Et si des signes d'apudeur peuvent se constater dans toutes les situations de soins avec des personnes conscientes, la toilette leur donne un sens particulier – peut-être parce que ces attitudes dépassent alors la limite de la décence attendue implicitement au moment du corps à corps de la toilette qui se joue en marge de la technicité médicale impliquée dans les nombreuses interventions à visée thérapeutique. Dans cette relation éprouvante, parce qu'elle oblige à transgresser les interdits de voir et de toucher, l'apudeur ne peut pas se voir ni être reconnue. Signe d'une perte de contrôle de soi et d'abandon à notre « animalité », elle suscite chez les soignants un malaise indicible.

Dans cette hypothèse, la surestimation des problèmes d'atteinte à la pudeur et la force des injonctions pour la faire respecter auraient pour fonction de rassurer le soignant, et particulièrement le jeune soignant, plus vulnérable.

3

Nudité du soigné et dénuement du jeune soignant

> Se garder pure et droite au milieu d'occasions parfois si troublantes.
>
> P. Sanson, cité par Mlle Greiner dans sa conférence morale professionnelle, Strasbourg, 1936[1].

On pense souvent que seules les personnes soignées peuvent être gênées lors de certains soins, et notamment les soins d'hygiène. Pourtant, la relation de soin de toilette implique un rapport intime et durable du corps du soignant au corps du soigné – dénudé, vu, touché, manipulé, porté, tenu – qui ne laisse pas indifférent l'acteur du soin. Les élèves infirmières, infirmiers ou aides-soignant(e)s témoignent dans certaines conditions pédagogiques du bouleversement émotionnel éprouvé lors des premières réalisations de toilette (le malaise persiste chez certains jeunes soignants confirmés). Malgré son inscription dans un champ institutionnel, l'inhabituelle proximité corporelle induite par la toilette abolit d'un seul coup les règles élémentaires des relations sociales communes. L'idée de chaos, de désordre plus ou moins exprimable, accompagne les premières confrontations au soin de toilette et génère des réactions pour pouvoir faire face et se protéger. Celles-ci, en l'absence d'accompagnement pédagogique, pourront avoir des répercussions définitives sur la capacité des soignants d'inclure les soins d'hygiène dans le projet de soin, considérant que ceux-ci participent au processus thérapeutique.

Les difficultés des jeunes soignants à s'investir dans les toilettes (résistance, fuite, mépris, etc.) nous ont conduite il y a quelques années à élaborer une séquence de formation pour des élèves infirmières et infirmiers de première année sur le thème de « l'enrichissement de la relation

1. Cité par Marie-Françoise Collière, *Promouvoir la vie*, *op. cit.*, p. 370.

de soins d'hygiène ». Ce projet pédagogique s'appuyait d'une part sur les représentations avant toute expérience réelle de toilette et d'autre part sur le vécu suite à la réalisation des premières toilettes. Outre l'intérêt d'un tel projet en termes de formation, nous avons recueilli (par entretiens enregistrés, retranscrits et archivés pendant trois années consécutives) une somme considérable de données subjectives qui sont à l'origine de cette réflexion.

En fait, à la lumière de l'expérience racontée par les élèves, il apparaît très nettement que la relation de soins au corps – et peut-être encore plus lorsqu'il s'agit de soins d'hygiène – interpelle fortement, voire choque le jeune soignant qui, en intervenant délibérément dans l'intimité du soigné, défie les comportements acquis par l'éducation. Tout comme la personne soignée, le soignant est « pris » dans cette relation particulière de corps à corps qui éprouve sa pudeur et son intimité.

Dans ce chapitre, nous partirons en premier lieu de ce que les élèves présentent souvent comme « un bouleversement » devant la nudité de la personne soignée. Des données psycho-sociologiques et historiques nous aideront à concevoir que la nudité du soigné ne fait que révéler le dénuement du jeune soignant incapable de faire face à la situation inhabituelle qu'il doit gérer. Cependant, nous verrons que des facteurs comme l'âge ou le sexe du soignant peuvent donner un relief particulier à cette épreuve commune à tous les jeunes soignants. Cette approche clinique somme toute spécifique et limitée sera complétée par des représentations et conceptions courantes de la relation de soin infirmière-malade qui permettront d'avancer une hypothèse éclairée par la psychanalyse. En effet, face à cette somme d'arguments de crainte, et face aux parades et aux préventions imaginées de tout temps, il faudra bien tenter de découvrir ce qui se cache au plus profond de nous et nous effraye à des moments comme celui de la toilette. La recherche de la trace dans l'histoire des femmes soignantes de ce qui a toujours fait problème dans la relation de soin au corps apportera la preuve des risques de déviance relationnelle supposés et redoutés… par les hommes.

Nous terminerons par l'étude des moyens actuels utilisés pour « s'en sortir » et s'approprier le sentiment professionnel rassurant de maîtrise. Dans l'obligation de faire face et de s'adapter à la réalité, le jeune élève va les découvrir et les revendiquer au nom de l'ordre, de la nécessité, et pour le bien du soigné. Bientôt, les gestes, le regard, les attitudes se réguleront à l'aide des références institutionnelles intégrées. À ce stade de maîtrise de la relation de soin, la pudeur ne semble plus être un problème pour le

soignant, qui dit volontiers qu'il « n'y pense plus » ou « n'y fait plus attention ».

Voir et toucher le corps nu d'un autre

Les quelques fragments d'entretiens de jeunes soignants rapportés ci-après rappellent que faire la toilette à une personne adulte implique de devoir regarder et toucher à mains nues un autre dénudé et en attente de soins, ce qui est, malgré l'apparente banalité de ce soin, difficile et éprouvant pour la plupart d'entre eux, car ils indiquent très clairement que le rapport à la nudité du corps humain adulte affecte profondément celui qui le voit et doit le toucher. C'est de l'ordre d'une situation réprouvée par la morale et l'usage dont on ne se tire pas impunément. En contraignant le jeune soignant à s'accomplir dans les soins d'hygiène, on éprouve sa capacité de supporter l'emprise d'une relation durable et intime au corps découvert, exposé et soumis à son regard et à ses manipulations, en l'absence d'une médiation médico-technique maîtrisée – cela n'est ni banal ni simple : c'est une épreuve, sans doute incontournable, mais peu reconnue comme telle au moment de la formation, traditionnellement axée sur l'acquisition d'un comportement d'attention aux besoins de pudeur et d'intimité des personnes soignées.

« Il était nu devant moi... »

Les élèves interrogé(e)s au début de leur formation témoignent – plus facilement les élèves infirmières, il est vrai – tous de leurs difficultés plus ou moins grandes à s'investir dans la réalisation de leurs premières toilettes auprès d'adultes. Les fragments de leurs discours rapportés ci-après sont les plus représentatifs de leurs inquiétudes, et parfois de leur désarroi.

> Il n'y a pas de moyen de fuite comme pour une piqûre, plus ponctuelle. Durant la toilette on est obligé de rester avec cette personne et d'avoir des rapports plus soutenus.

L'obligation, la contrainte constatées par cette élève ont des effets d'autant plus éprouvants qu'il n'y a aucun moyen d'échapper à la réalité et aux devoirs professionnels :

> C'est un soin anodin, on l'a appris, c'est normal, à nous de le faire ; mais c'est pénible moralement pour celle qui le fait.

Certains, bien contents d'avoir pu s'en dispenser jusque-là, ne sont pas moins conscients de la difficulté à venir :

> Moi, je n'ai pas eu beaucoup l'occasion d'en toucher trop..., c'est difficile de franchir le pas.

Voir un autre nu est gênant, troublant et inquiétant. C'est une expérience étrange :

> La première fois je me sentais gênée d'être là dans la chambre. Ça me faisait drôle d'être là. Elle était nue sur son lit. Elle n'arrêtait pas de me regarder avec ces yeux ronds.

L'expérience tellement bouleversante peut rendre incapable d'agir :

> En psychiatrie, j'ai eu à m'occuper de deux jeunes garçons : le premier est entré dans la salle de bains et il s'est déshabillé ; il était donc nu devant moi ; cela m'a bousculé les sentiments à ce moment-là ! J'étais bloquée, je ne savais pas quoi faire et lui s'impatientait. C'est quand même assez dur ! Il a fallu franchir un pas pour le laver.

Franchir le pas, expression plusieurs fois retrouvée, c'est abolir la distance entre les deux et toucher l'autre, avoir un contact physique inévitable, ce qui « n'est pas évident » et peut être considéré par certains élèves comme l'épreuve ultime, presque critique, qui peut amener au bord de la rupture :

> La chose la plus importante, c'est la difficulté d'approcher le corps, et la difficulté de la personne, c'est de se laisser toucher. C'est une communication qui est difficile à établir et qui peut déstabiliser les deux personnes.

> On a des rapports physiques ; on va toucher cette personne. Il va y avoir des tensions.

Plus généralement, tous les élèves ont la conviction d'être engagés dans une relation exceptionnelle et délicate pour eux comme pour le soigné. La pudeur de chacun est mise à l'épreuve quel que soit son statut :

> Le problème, c'est de se mettre à nu devant quelqu'un. C'est un problème de pudeur à double sens : pour celui qui est déshabillé et celui qui reste habillé.

À ce sentiment de gêne, de honte et d'étrangeté s'ajoute celui de culpabilité. L'élève qui a le devoir et le pouvoir de faire la toilette se sent coupable d'agression envers la personne soignée, ce qui est plusieurs fois formulé comme une sorte d'effraction :

> Lorsqu'on fait la toilette des gens, on se sent très mal à l'aise, surtout qu'ils sont dénudés devant les autres. Il y a une certaine forme de pudeur. On entre dans la vie des gens.

> Ce qui est difficile la première fois, c'est de devoir intervenir dans la vie des gens.

L'effraction passe d'abord par le regard pénétrant du soignant sur le soigné, lequel le vivrait difficilement selon l'élève :

> Pour le soigné, c'est d'être regardé, c'est ça aussi. Le physique passe par le regard. Ça touche au domaine de l'affect ; c'est intime.

Enfin, avec cette dernière remarque, la faute ou le délit est suggéré et condamne l'action entreprise :

> On entre dans l'intimité des gens ; c'est un peu une infraction.

Faut-il voir dans le terme « infraction » une simple erreur de langage, celui d'effraction paraissant a priori plus adapté à l'assertion qui précédait ? Ce n'est pas sûr, car l'infraction en tant que violation d'une loi, d'une règle admise convient assez bien à l'idée générale de faute commise à l'encontre d'autrui.

En résumé, l'idée majeure qui ressort de ces remarques faites par des élèves infirmières et infirmiers est celle d'une obligation pénible et culpabilisante liée au fait de transgresser ce qui est interdit et inacceptable : voir une personne nue et la toucher.

La confusion des espaces intimes personnels

Nous savons depuis Freud que l'interdit de voir répond à la pulsion de voir normalement présente chez l'enfant. Principes vitaux des premières années de la vie, les pulsions vont être soumises au refoulement et déviées de leur objet initial pour constituer l'énergie principale du processus de sublimation qui est à la base des investissements constructifs et créatifs. L'éducation veille à cette transformation en même temps qu'elle contribue à la structuration de l'appareil psychique, et notamment à l'édification du surmoi, permettant une autorégulation du comportement humain.

Si l'on admet cette théorie des structures psychiques, on peut comprendre que les premières relations de soins au corps éprouvent l'« appareil psychique » en lui soumettant une réalité provoquante et inadmissible. En somme, l'institution de soins demande à l'élève novice de faire, le plus souvent seul(e), ce qu'on lui a toujours interdit. Épreuve initiatique, baptême du feu… Quoi qu'il en soi, à l'écouter : grosse émotion, bouleversement, choc… Les toilettes, considérées à tort comme banales et jugées sans danger pour le patient, sont aussi les premiers soins donnés par les jeunes élèves non préparé(e)s à s'adapter à la nudité d'une personne adulte qu'ils vont devoir voir et toucher.

Si l'on sait implicitement que « Le nu [...] ne se voit ni ne se regarde. La pudeur y veille[1] », nous savons aussi que les attitudes et comportements pudiques s'apprennent et se construisent dans chaque culture, et même au fur et à mesure des évolutions culturelles, comme nous l'avons vu au chapitre 2 à travers l'étude sociologique de J.-C. Kaufman sur la pratique des seins nus à la plage[2]. Tout un apprentissage complexe régule cette pratique « naturelle », faisant intervenir les limites de l'âge, du territoire, des postures, du regard des autres et des paroles. Il aboutit à un comportement acceptable du nudiste et de ceux qui peuvent le voir. En fait, tout consiste, rappelons-le, à « savoir ce qui est censé ne pas être vu[3] ».

L'intérêt de cette étude sociologique d'une pratique de la nudité partielle mais sexuellement très connotée est de mettre en évidence la dimension éducative et le travail d'apprentissage qui régule les relations sociales au cours desquelles ils interviennent. Par extension, une activité professionnelle qui conduit à voir, à explorer, à manipuler et à toucher une personne, et qui se situe donc aux frontières de l'équivoque, s'étaye sur une raison, partagée le plus souvent implicitement par le « regardé » ou le « touché », qui veille à ce qu'elle soit acceptable. Tout un ensemble de signes et des « manières d'aisance » concourent à rassurer sur l'intention et la finalité poursuivie :

> Chaque fois, c'est la simplicité sémantique du rituel, inscrite dans un environnement particulier, qui sauve de tout ce que les significations cachées des interactions ambiguës pourraient avoir d'émotionnel et de destructeur du social[4].

Quelle que soit l'approche de la relation au corps et des rapports des corps qui en dépendent, nous savons que ceux-ci sont complexes, chargés d'histoire (communautaire et individuelle), et fortement déterminés par la culture et l'éducation. La nudité ne se conçoit et ne se tolère que dans certains contextes qui orientent le regard et, d'une manière plus générale, cadrent l'ensemble des relations. Outre les rapports sexuels, les relations humaines impliquant un franchissement de la distance intime entre adultes

---

1. Eugénie Lemoine-Lucioni, *La Robe. Essai psychanalytique sur le vêtement*, Paris, Le Seuil, 1983, p. 31.
2. Jean-Claude Kaufman, *Corps de femmes regards d'hommes*, *op. cit.*
3. *Ibid.*, p. 127.
4. *Ibid.*, p. 160.

sont relativement fréquentes dans la vie sociale. Il en est ainsi de certaines activités sportives ou artistiques (comme la danse) ou tout simplement ludiques. Dans ces cas, ce sont le règlement, les règles du jeu, la chorégraphie, le scénario, et toujours le regard et l'intervention d'un tiers (arbitre, entraîneur, public, metteur en scène, etc.) qui garantissent le bon déroulement de l'action en fonction du but recherché.

Le cadre des relations de soins d'hygiène, quoique dépendant d'une institution qui les justifie, est relativement différent :

- les niveaux d'implication des acteurs sont inégaux, le soigné étant par état dépendant, dévêtu et plutôt passif ;
- l'espace de réalisation de l'action est de préférence clos, préservé des regards extérieurs, privilégiant ainsi une véritable relation d'intimité.

Ces conditions particulières interpellent fortement les jeunes étudiants, d'autant plus qu'il est courant de les laisser seuls pour la réalisation de leurs premières toilettes.

L'élève infirmier, infirmière ou aide-soignant(e) confronté aux premières toilettes n'est pas encore à l'aise, il est hésitant, perplexe, inquiet et parfois déstabilisé. Il n'a pas acquis ces « manières d'aisance » relevées par Kaufman chez les professionnels qui sont en contact étroit avec leur client (coiffeur par exemple), et qui vont faciliter ses interventions sur la personne soignée. Pour lui, la nudité est trop nue, sans raison suffisante, et son regard et ses gestes obligés mais par ailleurs interdits et ordinairement réprouvés sont à la source d'un conflit psychique qui se manifeste par les troubles évoqués : sidération, perplexité, hésitations. La personne dénudée n'est pas encore cet autre, malade, invalide, dépendant – stigmatisé par la défaillance et ses limites qui en font, lors de sa demande de soins, une personne soignée. Plus tard, avec l'expérience, l'infirmière et, dans une moindre mesure, l'aide-soignante vont voir et toucher le corps du « malade », en professionnels sensibilisés à une lecture du corps au moyen d'un savoir donné qui autorise et légitime un certain regard et des gestes assurés.

L'âge du soigné : élément modulateur de la difficulté relationnelle

Le problème auquel se heurtent les jeunes soignants se différencie quelque peu selon l'âge de la personne soignée. Le malaise lié au fait de voir et de toucher l'autre nu (signalé le plus souvent par les jeunes femmes) est d'autant plus éprouvé par l'élève qu'il va devoir s'occuper d'une personne plus âgée que lui, pouvant être son père ou sa mère. Quand il s'agit de personnes très âgées, c'est un autre problème, comme nous le verrons ultérieurement. Si la personne soignée a l'âge de la mère ou du père du jeune soignant, cela devient plus compliqué. Certains se rendent tout à coup compte, par transposition, de la vulnérabilité de ceux dont ils ont une image de force et de puissance rassurante. Mais il y a aussi autre chose, indéfinissable tout en étant assez évocateur :

> [...] moi, je serais plus mal à l'aise, parce qu'on se représente nos parents dans ce cas. On imagine mieux la notion de pudeur que le soigné peut éprouver vis-à-vis du soignant [...]

Cette autre élève proteste contre l'idée selon laquelle il serait plus facile de soigner ses parents que des inconnus :

> Tu imagines ce qu'éprouveraient tes parents puisque tu les connais mieux.

Avec le témoignage que nous a laissé Simone de Beauvoir dans *Une Mort très douce* à propos de la maladie et de la mort de sa mère, la difficulté s'élucide. Au cours d'un soin donné à sa mère, elle voit par inadvertance « le sexe exhibé » de celle-ci et s'absorbe aussitôt « dans la contemplation du jardin ». Elle explique le choc reçu à ce moment-là par le sentiment d'avoir violé le tabou du corps de la mère :

> Voir le sexe de ma mère : ça m'avait fait un choc. Aucun corps n'existait moins pour moi – n'existait davantage. Enfant je l'avais chéri ; adolescente il m'avait inspiré une répulsion inquiète ; c'est classique ; et je trouvai normal qu'il eût conservé ce double caractère répugnant et sacré : un tabou[1].

Au cours des soins, et principalement lors de la toilette, la relation directe au corps de ceux qui incarnent des images parentales provoque chez l'élève le retrait, la mise à distance ou un sentiment pénible de faute et de culpabilité du fait de ne pouvoir faire autrement. C'est une relation qui, lors des premières expériences de soins – qui ne sont pas encore fondées ni légitimées par une finalité claire –, prend une forme incestueuse. Les soins d'hygiène ne bénéficient pas, comme les actes médico-techniques, de la justification étayée sur la science médicale ; ils ont en quelque sorte moins de sens évident et peuvent générer de la confusion, source d'inquiétude et de malaise.

Mais avoir à soigner quelqu'un qui a le même âge que soi n'est guère plus facile, parce qu'on prend alors conscience de sa propre fragilité :

1. Simone de Beauvoir, *Une Mort très douce*, *op. cit.*, p. 27.

C'est plus facile de faire une toilette à une personne âgée qu'à une personne de son âge. On peut faire un transfert, une identification à l'autre.

Faire une toilette à une personne de notre âge, on se dit que ça peut être nous.

Et le sentiment de gêne est prépondérant :

J'ai fait une toilette à l'IME à un jeune homme mongolien qui avait le même âge que moi ; ça a été une expérience assez difficile, car il sentait ma gêne et il en jouait [...]

Avec une personne de mon âge, ça serait assez gênant.

Dans ce cas de figure, nous trouvons aussi une difficulté due à la précipitation de la rencontre, qui s'oppose aux habitudes culturelles et éducatives, et à une identification à la personne soignée par le jeune soignant, qui se voit potentiellement malade ou handicapé. Alors que l'aide à ceux qui sont malades, infirmes ou indigents est depuis longtemps une valeur partagée par toutes les grandes civilisations, nous constatons que la relation de soin d'adulte à adulte qu'elle implique ne va pas de soi et a toujours fait l'objet de règles culturelles et pratiques rigoureuses, indiquant par là le souci de maîtriser le rapport d'intimité établi au cours des soins du corps.

Yvonne Verdier[1] montre à travers le personnage de la « femme qui lave », qui devient à l'occasion des naissances ou des décès « la femme qui aide », que ce rôle reconnu par toute la communauté dans la société traditionnelle est transmis de mère en fille au moyen d'un apprentissage secret, mais que c'est seulement lorsqu'elle sera ménopausée, donc devenue invulnérable, qu'elle sera admise et demandée pour les actions délicates de toilette (au moment de la naissance et de la mort). Dans *Une Vie*, Jeanne, l'héroïne de ce roman, met au monde dans la demeure familiale son premier enfant, entourée de ses parents, de son mari et des domestiques ; Guy de Maupassant décrit alors un personnage indispensable à la vie des campagnes d'autrefois :

La chambre était pleine de monde. Petite mère suffoquait, affaissée sur son fauteuil. Le baron, dont les mains tremblaient, courait de tous côtés, apportait des objets, consultait le médecin, perdait la tête. Julien marchait de long en large, la mine affairée, mais l'esprit calme ; la veuve Dentu se tenait debout aux pieds du lit avec un visage de circonstance, un visage de femme d'expérience que rien n'étonne. Garde-malade, sage-femme et veilleuse des morts

1. Yvonne Verdier, *Façons de dire, façons de faire. La laveuse, la couturière, la cuisinière*, Paris, Gallimard, 1978.

> recevant ceux qui viennent, recueillant leur premier cri, lavant de la première eau leur chair nouvelle, la roulant dans le premier linge, puis écoutant avec la même quiétude la dernière parole, le dernier râle, le dernier frisson de ceux qui partent, faisant aussi leur dernière toilette, épongeant avec du vinaigre leur corps usé, l'enveloppant du dernier drap, elle s'était fait une indifférence inébranlable à tous les accidents de la naissance ou de la mort[1].

M.-F. Collière relie cette fonction soignante des sociétés traditionnelles à celle des « matrones » et des « maïas ». Ce qui légitime les pratiques de ces femmes soignantes se fonde sur l'expérience personnelle de la maternité et des soins aux enfants ; expérience indispensable pour garantir un savoir et la maîtrise des situations[2]. En parallèle à cette organisation sociale, la création et le développement des institutions de soins depuis le Moyen Âge ont induit un recrutement de femmes soignantes très jeunes, « à l'orée de toute expérience sociale », entraînant tout un changement dans la façon d'appréhender les soins et un réaménagement de la relation de soins, dont l'essentiel a été fondé sur la négation du corps.

Le fantasme élaboré par les jeunes élèves à propos de la relation de toilette tend à prouver l'importance des effets émotionnels dans ce type d'investissement. Peut-être faut-il voir dans la distance prise par les infirmières vis-à-vis des soins de base une manière de se protéger de ce rapport intime à l'autre. Sans doute l'idéologie chrétienne apportait-elle aux jeunes femmes consacrées qui se vouaient aux œuvres de « miséricordes[3] », et qui ont été dans le fond assez peu impliquées dans les soins du corps, le soutien nécessaire à leur sacerdoce et justifiait-elle les sacrifices consentis, mais c'est la médecine moderne qui a probablement permis aux jeunes infirmières de trouver de nouvelles justifications à leurs missions en les référant aux savoirs médicaux.

Un travail de femmes ?

Les jeunes hommes en formation ne se sentent pas très à leur place dans les soins d'hygiène. Ils l'expliquent en s'imaginant dans la position du soigné :

> Moi, j'ai l'impression qu'un homme malade accepte plus facilement que ce soit une femme qui le lave, qu'une femme malade un homme soignant. C'est

1. Guy de Maupassant, *Une Vie*, Paris, Librio, 1997, p. 96.
2. Marie-Françoise Collière, *Promouvoir la vie*, *op. cit.*, p. 44-45.
3. Jean Guillermand, *Histoire des infirmières,* t. 1 : *Des origines à la naissance de la Croix-Rouge Française,* Paris, France Sélection, 1988.

plus naturel. C'est plus dans l'ordre logique de la nature. [Opinion d'un jeune élève]

Un autre argumente :

A priori, je me vois mal lavé par un homme. C'est une question de douceur... Et puis, se faire laver par un homme poilu [...]

Ces opinions ne sont pas contestées par les élèves infirmières qui assistent à l'échange. Un jeune don Juan voit dans le refus d'une vieille femme d'être lavée par lui une réaction en rapport avec sa capacité de séduction, la nudité de la toilette ne pouvant cacher ou maquiller le handicap de sa vieillesse. Il comprend la colère de cette vieille femme dépitée par les outrages du temps, même si elle met à l'épreuve son choix professionnel. Pour lui, le soin de toilette vient bousculer l'idéal de relation homme-femme qu'il est en train de vivre.

Longtemps après la réalisation de ses premières toilettes, un autre jeune homme, toujours très préoccupé par la capacité d'un homme soignant de s'investir dans ce type de soin, a voulu en savoir plus et en a fait son sujet de mémoire. Plusieurs entretiens semi-directifs menés par lui auprès de jeunes femmes ont confirmé l'hypothèse d'une légitimité féminine pour les soins d'hygiène, légitimité qu'il attribue aux compétences maternelles, jugées naturelles. L'atteinte à la pudeur interviendrait assez peu – pas plus que dans n'importe quel autre type de soins, et notamment ceux en rapport avec les organes génito-urinaires. Une femme accepte relativement bien un examen pratiqué par un médecin ; mais elle peut être gênée qu'un soignant homme lui fasse sa toilette ; parfois même, elle s'y oppose, en donnant comme seule explication que « ce n'est pas un travail d'homme... ».

Nous trouvons dans ces quelques remarques matière à renforcer l'idée d'une relation idéalement féminine associée à l'expérience ou aux potentialités maternelles spontanément transposées à la toilette. Avec l'arrivée des hommes dans le milieu infirmier, l'histoire professionnelle marque un tournant après des siècles d'exclusivité féminine et, logiquement, c'est dans le champ des soins de base que se pose la question de leur légitimité, même si l'évolution des mentalités va vers une confusion des rôles jusque-là séparés entre hommes et femmes[1].

1. Élisabeth Badinter, *L'Un est l'autre. Des relations entre hommes et femmes*, Paris, Odile Jacob, 1986.

Historiquement, la personne désignée pour accomplir les soins de base, de maintien et d'entretien de la vie est une femme. L'histoire des pratiques soignantes montre une répartition des fonctions soignantes selon le sexe[1]. Aux hommes reviennent l'attribution occasionnelle, en cas de blessure ou de maladie, des soins de réparation, de traitement ; aux femmes les soins d'entretien de la vie, de la naissance à la mort. Ces activités dévolues aux femmes dès l'aube de l'humanité sont à relier aux caractéristiques biologiques de la femme et aux conditions de vie primitive des premiers hommes :

> Alors que la chasse entraîne les hommes toujours plus loin, la maternité retient les femmes aux abris ; à la différence des babouins où les femelles vont avec le gros de la troupe, leur enfant sur le dos, les enfants bimanes ne peuvent comme les petits quadrumanes s'accrocher au dos de leur mère, et la prolongation du stade infantile va de plus en plus retenir les femmes aux soins maternels. Demeurées sédentaires, les femmes vont se vouer au fourrage et à la cueillette, subvenant aux besoins végétaux du groupe. Une dualité écologique et économique s'installe dès lors entre hommes et femmes[2].

C'est autour du lien biologique unissant la mère à l'enfant que se sont développés des comportements maternels regroupant des gestes (le toucher, les manipulations, le portage), des attitudes (le regard, la parole, l'adresse) et des sentiments (la tendresse, le sourire, la sollicitude, l'attention, la protection). Pour soigner leur enfant devenu objet d'amour, les femmes ont constitué un savoir empirique. Par extension, elles se sont occupées des malades et des vieillards. En la référant aux recherches d'anthropologues comme Leakey[3], Marie-Françoise Collière reprend cette thèse pour caractériser les soins donnés par les femmes dans le milieu de vie traditionnel (la famille, la tribu) :

> Les soins courants étaient reconnus comme un fait social, attribués aux femmes en raison, initialement, de la très ancienne division sexuelle du travail, base de la première économie mixte. La maternité, l'accouchement, les soins aux nouveau-nés désignaient la femme à être davantage initiée aux pratiques du corps, tandis que grossesses et soins aux enfants, en limitant ses déplacements, l'amenèrent à découvrir tous les secrets livrés par les plantes, de la récolte à la semence pour aboutir, voici dix mille ans, à la révolution agraire, mais aussi à la découverte d'un art auquel elle donnera son nom. L'art

1. Cf. Marie-Françoise Collière, *Promouvoir la vie*, *op. cit.*
2. Edgar Morin, *Le Paradigme perdu – la nature humaine*, Paris, Le Seuil, 1973, coll. « Points », p. 76.
3. Richard Leakey, *Les Origines de l'homme*, Paris, Arthaud, 1980.

de la femme soignante, immortalisée par « Médée », magicienne légendaire, deviendra « la Médecine », « science » attribuée aux hommes très tardivement dans l'histoire de l'humanité[1].

Cependant, la réalité sociale actuelle va dans le sens d'une confusion des rôles entre hommes et femmes :

> Le principe quasiment universel de différenciation des rôles sexuels observé entre autres par Margaret Mead fait place de nos jours dans les sociétés occidentales à la proclamation de la ressemblance entre hommes et femmes en dehors du domaine de la procréation[2].

Pour Élisabeth Badinter, il faut relier ce phénomène à la technicisation du travail qui ne requiert plus la prévalence d'un trait masculin ou féminin selon l'ouvrage ou la tâche à accomplir :

> À l'ère de l'ordinateur, nul ne se soucie plus de distinguer les tâches féminines et masculines[3].

Globalement, le mouvement s'est fait des femmes vers le travail habituellement réservé aux hommes. Mais on peut constater un investissement par les hommes des travaux domestiques. Les nouveaux pères se font un plaisir de s'occuper de leurs enfants, parfois, qui plus est, en bénéficiant du congé parental qui inscrit ce projet dans la durée et dans un ensemble de tâches familiales habituellement accomplies par la mère de famille. Les conceptions séculaires sur les rôles sociaux sont ébranlées :

> À le voir prendre soin de son nouveau-né, on observe une aisance, une douceur insoupçonnable chez le père traditionnel. La gestuelle masculine se féminise le temps de ce tête à tête, dont on croyait dans nos civilisations qu'il n'appartenait qu'aux femmes[4].

Les motivations des hommes infirmiers sont probablement encore assez éloignées de cette évolution culturelle. Nous l'avons vu avec les remarques des jeunes élèves infirmiers pour qui l'investissement des hommes dans les soins de base est vécu comme un non-sens, et c'est bien volontiers qu'ils réservent ceux-ci aux femmes. Par ailleurs, on sait bien que les unités de soins dans lesquelles prédominent les soins de base sont délaissées par les hommes infirmiers, même si certains y ont travaillé quelque temps, attirés par une certaine idée d'autonomie et d'investisse-

---

1. Marie-Françoise Collière, *Promouvoir la vie*, *op. cit.*, p. 44.
2. Élisabeth Badinter, *L'Un est l'autre*, *op. cit.*, p. 252.
3. *Ibid.*, p. 222.
4. *Ibid.*, p. 262.

ment original. Le problème se pose de manière plus aiguë pour les élèves aides-soignants, qui n'ont pas la possibilité de se réaliser, du moins réglementairement, dans le champ médico-technique.

Une analyse des données statistiques annuelles récentes diffusées par le ministère de la Santé[1] confirme ces arguments. La faible représentation masculine dans la formation aide-soignante renforce le fait que les soins de base ne symbolisent pas le champ idéal de réalisation pour les hommes. De même, ces données montrent clairement que les jeunes infirmiers, après l'obtention de leur diplôme, sont plus attirés par les secteurs dits « techniques », même s'ils doivent se spécialiser (en anesthésie le plus souvent) pour y parvenir plus sûrement.

Dépasser l'interdit

Représentation masculine minoritaire dans la profession, avec pour les hommes infirmiers un projet professionnel privilégiant un travail médico-technique, association des soins de base à une compétence maternelle naturelle qui ne peut s'accorder avec l'idée du masculin, et longue histoire en faveur d'une attribution des soins de base aux femmes : autant de signes qui renforcent le postulat d'une relation de soins difficile, complexe, interrogeant l'histoire intime de chacun, et particulièrement l'identité. Malgré l'évolution sensible vers une indifférenciation des rôles masculins et féminins, la mentalité commune resurgit dans une réalité de soins qui mène aux frontières de l'ambigu et s'accroche aux valeurs traditionnelles. Solution commode, pas très courageuse peut-être, mais compréhensible eu égard aux turbulences affectives qui menacent particulièrement les jeunes hommes qui y sont confrontés. Mais les jeunes femmes, comme nous l'avons vu, ne sont pas épargnées : elles sont choquées et perturbées par une relation inhabituelle qui leur impose de voir et toucher le corps d'un adulte dépendant. La sérénité et la stabilité émotionnelles acquises avec l'âge sont encore lointaines, d'où pour elles aussi la tendance à rechercher des solutions avantageuses qui rejoignent celles des hommes pour préserver leur équilibre personnel. Aménagements précaires, bricolages personnels, chacun a ses trucs pour faire face et parvenir à s'en sortir…

---

1. *La Formation aux professions de la santé en 1996-1997*, Documents statistiques n° 290, octobre 1997, et *Les Écoles de formation aux professions de la santé en 1990-1991*, SESI, en collaboration avec les DRASS, sous la tutelle du ministère de l'Emploi et de la Solidarité.

Avant d'expliquer les réactions et sentiments provoqués par cette activité dont les jeunes soignants non expérimentés nous ont montré le bouleversement émotionnel, il y a lieu de poser les questions suivantes : pourquoi un choc, pourquoi avoir peur, pourquoi être autant bousculé et ébranlé par une toilette ? Les éclairages sociologiques, psychologiques et psychanalytiques à propos des pulsions n'ont fait que renforcer l'idée que le rapport au corps de l'autre au moyen du regard et du toucher pose un problème fondamental qui, certes, varie avec l'histoire et les cultures, mais qui ne laisse personne indifférent. Et le naturel qui tend à se répandre dans la société occidentale n'échappe pas à cette réalité de l'humain.

Le malaise pour certains élèves, le choc pour beaucoup d'entre eux, éprouvés lors des premières toilettes faites à un adulte, révèlent toute l'« anormalité » et le côté insolite de cette relation impensable au cours de laquelle le corps montré à l'état brut ne signifie que trop l'impossibilité absolue de le réduire à un pur objet biologique et physique. Partout l'humain sourd du corps. À ces occasions-là, vécues comme une sorte d'épreuve initiatique, on demande en somme à l'élève de faire ce qu'on lui a interdit jusque-là : voir un autre nu ; et il s'agit bien là de nudité, c'est-à-dire de la réalité du corps sexué vu à l'état brut, et non d'un nu qui procède de l'œuvre d'art, donc d'une élaboration plus ou moins conventionnelle voulue par un artiste qui transforme la pure réalité au moyen de son potentiel créatif.

De plus, la toilette implique de toucher tout le corps ; évidence dont il convient ici de préciser la gestuelle peu banale dans une relation d'adulte à adulte. Laver, sécher, habiller exigent un toucher fluide et doux et des manipulations souples et coulantes qui s'apparentent à la caresse ; mais c'est aussi pouvoir s'enlacer au corps de la personne soignée pour la porter et la positionner, l'enserrer largement contre soi pour la maintenir et, enfin, explorer avec ses mains (et son regard) ses cavités et ses lieux intimes (bouche, seins, vulve, verge). L'ensemble de ces conditions pratiques et de ces conséquences, résumées souvent par l'image d'un « corps à corps » soignant-soigné, conduit l'élève à défier l'interdit intériorisé par l'éducation qui consiste à *ne pas toucher*. Il faut rappeler ici la recommandation pratique énoncée spontanément par la plupart des élèves réfléchissant sur la relation de soins d'hygiène :

> Il faudra faire attention au toucher !

Si le toucher est particulièrement problématique, c'est parce que, à la différence du regard, il est incontournable, obligé ; le regard se contrôle, s'adapte. Mais il faudra du temps pour maîtriser la gestuelle professionnelle.

Tous ces éléments semblent indiquer que la relation de soin de toilette induit des représentations évocatrices de réalités possibles interdites et réprouvées par la morale – représentations imaginaires que la situation de soin présente rappelle au plus profond de chacun d'entre nous, car l'histoire de tout être humain commence par une relation de soin qui passe par une compétence maternelle de holding *et de* handling *qui le marquera pour toujours et déterminera sa capacité d'être lui-même dans la vie*[1].

Il faut, pour comprendre le trouble émotionnel provoqué par la relation de soin de toilette, admettre à l'aide des théories freudiennes le rapport aux phénomènes de séduction qui ont leur origine dans les premières relations de soins. Ces dernières favorisent l'émergence de fantasmes de séduction qui sont une construction imaginaire permettant la réalisation d'un désir, et qui constituent donc une manière d'éprouver un plaisir interdit, réprimé par l'éducation. Le soin d'hygiène fait à un adulte, de par sa nature extrêmement provoquante et exagérée, réactive des souvenirs, des émotions que chacun a pu éprouver dans son enfance au moment des soins maternels nécessités par la dépendance. À ce moment-là, dit Freud :

> [...] le fantasme touche le sol de la réalité car c'est réellement la mère qui, lors des soins corporels donnés à l'enfant, a dû provoquer et peut-être même éveiller d'abord des sensations de plaisir sur les organes génitaux[2].

L'évocation d'une relation de soins fait fréquemment surgir tout un imaginaire érotique et incestueux. La réalité méconnue, mal délimitée et encore insuffisamment justifiée chez le jeune soignant déclenche le trouble et le malaise observés chez tous ceux qui transgressent un interdit ; la culpabilité qui accompagne ces états prévient l'acte réprouvé. Les sentiments sont bouleversés ou « bousculés » (comme l'a ressentie une élève) ; en d'autres termes, la structure psychique est ébranlée par l'ici brut et le maintenant qui brise une continuité souple et progressive d'adaptation aux situations de la vie ordinaire. La réaction fantasmatique qui se produit à la simple évocation de cette relation de soin n'est que le reflet

---

1. D. Winnicott, « La Théorie de la relation parent-nourrisson », *in De la pédiatrie à la psychanalyse*, Paris, Payot, 1969.
2. Sigmund Freud, *Nouvelles conférences d'introduction à la psychanalyse,* Paris, Gallimard, 1994, p. 162.

des fantasmes communs et très répandus associés au personnage de l'infirmière.

Femmes soignantes : femmes désirables ?

L'infirmière, femme éternellement désirable ?

De tout temps, et surtout depuis la laïcisation de la profession infirmière au début du vingtième siècle, le stéréotype de l'infirmière a été associé à un fantasme de séduction, ce qui est d'ailleurs abondamment exploité de nos jours dans les publications populaires et pornographiques, dont l'héroïne est fréquemment une infirmière (films classés X, certaines bandes dessinées, romans-photos). Pour les hommes interrogés lors d'une enquête réalisée en 1987 sur les relations de séduction entre hommes et femmes, les infirmières figurent au deuxième rang des métiers les plus érotiques (après les mannequins, mais avant les institutrices)[1]. L'image agissant comme déclencheur du fantasme est l'uniforme, l'habit de l'infirmière, qui signe en quelque sorte une potentialité de séduction et de savoir-faire en matière de sensualité, tout en signifiant le rapport à l'institution de celui ou celle qui le porte. L'uniforme tient parfaitement cette double fonction : évocateur de potentialités séductrices autant que signifiant du rôle institutionnel (soignant), posant clairement la limite à respecter. Marguerite Duras, dans son synopsis du film *Hiroshima mon amour* réalisé par A. Resnais, indique une scène très explicite sur ce sujet, puisque l'héroïne est infirmière de la Croix-Rouge :

> Dans ce costume, qui est en quelque sorte l'uniforme de la vertu officielle, il la désirera à nouveau. Il voudra la revoir. Il est comme tout le monde, comme tous les hommes, *exactement*, et il y a dans ce déguisement un facteur érotique commun à tous les hommes. (Éternelle infirmière d'une guerre éternelle.)[2]

Femmes soupçonnées et surveillées

L'histoire de la profession révèle les préoccupations politiques et sociales qu'a fait naître ce fantasme depuis l'institutionnalisation des soins. Au Moyen Âge, la religieuse, élue par Dieu pour se consacrer aux pauvres

1. Enquête SOFRES, *Le Point*, 26 mars 1987.
2. Marguerite Duras, *Hiroshima mon amour*, Paris, Gallimard, 1984, coll. « Folio », p. 12-13, souligné par l'auteur.

miséricordieux et aux malades dans les hôtels-Dieu, était a priori protégée de toute tentation et invulnérable. Elle s'imposa face à la guérisseuse païenne qui menaçait le pouvoir temporel et religieux. Cette dernière n'était que femme, c'est-à-dire impure, marquée de l'infamie du péché de chair. Elle avait « acquis une connaissance vécue du corps », et plus précisément des

> zones viles : tout ce qui touche à la digestion et au sexe – « le ventre » – est lieu et source d'impureté, de péché, est lié au diable[1].

La femme soignante consacrée échappe à cette histoire personnelle d'expérience et s'engage encore vierge de préférence dans une relation pure. C'est au prix d'une véritable aliénation personnelle, selon M.-F. Collière, qui rapporte un fragment de la correspondance de l'évêque Yves de Chartres aux moniales de Saint-Avit en 1091-1092 :

> Ce qui convient donc en premier lieu à la vierge du Christ, c'est un cœur humble, un visage pâle et flétri de maigreur, une peau desséchée par le cilice, et non pas entretenue par des bains fréquents, c'est d'être réservée lorsqu'il s'agit de parler, obéissante lorsqu'il s'agit d'écouter ; c'est la frugalité dans le manger, la sobriété dans le boire, la gravité dans la démarche, la grossièreté dans le vêtement, et non la prodigalité qui entretient la mollesse dans l'âme et qui en est l'indice : en tout cela il ne faut point consulter la sensualité, mais la nécessité[2].

Dans ce portrait type de la parfaite religieuse, tout ce qui pouvait séduire, attirer l'autre est soigneusement inventorié (à croire que cet évêque savait quelque chose de la femme et de ses pouvoirs !) : le corps est la cible privilégiée de ce programme, qui a pour but de l'enlaidir et de le dévaloriser aux yeux des autres par des règles de vie drastiques. Toute sensualité est abolie, voire exterminée ; la religieuse se doit d'être ainsi : c'est nécessaire. Dès lors, la question de la séduction ne se pose plus, cette dernière étant parfaitement contrôlée (du moins le pensait-on). Tout est en ordre, même si personne n'ignore quelques retentissants scandales, dont l'exception confirme le respect de la règle.

C'est à la fin du dix-neuvième siècle et au début du vingtième qu'apparaissent, dans un contexte de médicalisation des soins, de nouveaux soucis – masculins – pour protéger la moralité des relations de soin établies par les femmes. À cette époque, la médecine connaît un essor considérable ; l'hôpital devient le lieu essentiel de la recherche médicale et des

---

1. Marie-Françoise Collière, *Promouvoir la vie*, *op. cit.*, p. 53.
2. *Ibid.*, p. 57.

applications curatives et préventives. Les besoins en personnel s'accroissent et les idées républicaines aidant, certains responsables politiques envisagent un recrutement et une formation d'infirmières laïques. Cette proposition provoque une vive polémique, rapportée par Yvonne Knibiehler dans *Cornettes et blouses blanches*. Quel est le problème? En fait, n'étant pas consacrée, cette femme soignante est « forcément » jugée « immorale, sans pudeur vis-à-vis des malades[1] », ce qu'entérine un chirurgien (donc homme de terrain), député de surcroît, qui proclame à la Chambre des Députés au début du siècle : « Il n'y a dans les hôpitaux que des putes ou des religieuses...[2] » Pas d'autre alternative.

Rien de très différent, si ce n'est en pire, pour les militaires qui ont beaucoup côtoyé les infirmières pendant la Grande Guerre et qui ne voient alors (fort injustement estime Y. Knibiehler) en elles que des « poivrotes, cocottes ou bigotes[3] ».

L'auteur souligne que le stéréotype de la « cocotte » est fondé sur

> [...] une suspicion ancienne et tenace : la femme qui accepte de voir et de toucher le corps de nombreux hommes a forcément renoncé à toute pudeur, elle a perdu la fine fleur des vertus féminines. Cette conviction s'exprime souvent à travers la résistance des parents qui ne veulent pas que leur fille devienne infirmière[4].

Devant l'inéluctable mouvement de laïcisation de la fonction soignante féminine, des mesures de sauvegarde ont été prises. Le recrutement des jeunes filles se fait de préférence dans les « bons milieux », qui offrent une garantie de moralité. Les écoles privées, comme la très ancienne école Florence Nightingale à Bordeaux, élaborent des critères de sélection de leurs élèves, parmi lesquels le milieu d'appartenance est, semble-t-il, déterminant pour s'engager dans cette profession, et ceci en réaction aux insuffisances des premières écoles publiques, trop favorables à la promotion du personnel féminin pauvre, illettré et dépravé des hôpitaux. Pour Anna Hamilton, fondatrice de l'école Florence Nightingale, l'assistante hospitalière « ...doit être recrutée dans la même classe que le médecin... ». Seule la « femme d'éducation » possède selon elle les aptitudes morales et intellectuelles pour se consacrer aux soins ; issue d'un bon milieu et de préférence d'un milieu médical, elle donne les garanties d'une

1. Yvonne Knibiehler, *Cornettes et blouses blanches*, *op. cit.*, p. 45.
2. *Ibid.*, p. 46.
3. *Ibid.*, p. 180.
4. *Ibid.*, p. 28.

moralité indiscutable. Anna Hamilton recommande de procéder, avant tout recrutement, à « une enquête discrète[1] ». Malgré la diversité des milieux d'appartenance des jeunes femmes qui se destinaient au métier d'infirmière, ce souci est unanime parmi les médecins responsables de la formation. Il en est de même pour les employeurs, dont la méfiance se devine à travers le nouveau règlement du personnel hospitalier (1904), qui prévoit de recruter :

> Des femmes d'une tenue morale élevée et d'éducation supérieure qui, célibataires ou veuves seraient toutes disposées à consacrer leur vie au soulagement de la misère[2].

Enfin, les définitions du rôle de l'infirmière du début du siècle, dont celle de 1920 de l'Union des Femmes Françaises qui suit, n'hésitent pas à cadrer nettement le type de relations souhaitables et sans doute acceptables pour éviter toute ambiguïté :

> Le rôle de l'infirmière hospitalière est de servir le malade en veillant constamment sur lui et tout ce qui l'entoure, et principalement en secondant assidûment et docilement le médecin... Son rôle auprès du malade est celui d'une mère ou celui d'une sœur [...][3].

Au-delà de son statut qui s'affirme d'auxiliaire médicale, le véritable rôle attendu de l'infirmière dans ses relations avec le malade doit s'édifier sur un « pur » sentiment filial, fraternel et, surtout, maternel. La référence au rôle de la mère est très fréquente pour caractériser la « bonne » infirmière. On considère que c'est dans ce rôle qu'elle peut le mieux s'accomplir ; à défaut – sans doute en raison de l'âge –, celui de sœur ou de fille lui est concédé. Mais lui reconnaître avant tout son identité de femme est soigneusement prévenu et évité.

Tant d'insistance est le signe parlant d'une imagination sans limite autour du pouvoir de séduction des femmes, d'autant plus lorsqu'elles sont impliquées dans une relation de soin qui passe nécessairement par un rapport d'intimité physique. Et si les mesures concrètes qui ont pu être prises pour prévenir toute dérive paraissent d'un autre temps, les interrogations et les soucis bien actuels des jeunes soignants à l'aube de leurs premières expériences de soins ne font que rappeler l'importance de la Loi

---

1. *Ibid.*, p. 56.
2. *Ibid.*, p. 64.
3. J. Guillermand, *La Vocation médico-sociale de la Croix-Rouge française*, cité par Catherine Duboys Fresney et Georgette Perrin, *Le Métier d'infirmière en France*, Paris, PUF, 1996, coll. « Que sais-je ? », p. 19.

fondatrice universelle des rapports humains et le sens moral qui découle de son intégration.

Comme nous l'explique la théorie freudienne sur la séduction, la limite entre soin et érotisation est ténue, et chacun garde inconsciemment une trace qui témoigne de cette confusion, mémoire sur laquelle va pouvoir se déployer la capacité fantasmatique. En ce sens, les soins infirmiers en tant qu'ils s'adressent au corps, en particulier lorsqu'il s'agit de soins d'hygiène, sont, par transposition, de puissants stimulants de l'imaginaire érotique. C'est là un problème pour les jeunes soignants, qui se sentent démunis et menacés dans tout leur être, surtout lors de leurs premières toilettes.

Premières toilettes : du fantasme de la relation infirmière-malade aux attentes de l'institution de soins

L'élaboration fantasmatique est, pour l'élève novice ou le profane, une réponse naturelle à la représentation d'une relation où le corps de l'un – nu – entre en contact direct avec celui de l'autre. Porter, soulever, enlacer, tenir contre soi, sont des actions qui ramènent au vécu des relations archaïques de chacun. Mais, à la différence de l'homme de la rue qui s'adonne à ses fantasmes par un objet médiatisé (image, texte écrit, propos grivois), le jeune soignant est confronté à la réalité de l'action sur le corps qu'il ne peut gérer autrement que par le malaise, le choc, qui peut aller jusqu'à l'évanouissement. C'est une manière, probablement insuffisante, de prendre un temps de recul avant de se lancer dans l'épreuve de la réalité impensable. Autrement dit, on peut considérer que cette réaction est normale et peut se produire lors des premières expériences de soins auprès d'adultes. L'absence de réaction, l'indifférence (à moins qu'elles ne soient subtilement calculées) auraient pour le moins une connotation inquiétante. Il appartient aux formateurs et tuteurs de trouver les conditions pédagogiques d'accompagnement permettant de dépasser de manière positive et constructive le traumatisme provoqué par les relations des premiers soins donnés.

Les premières toilettes entraînent des relations éprouvantes, fortement dominées par des sentiments de culpabilité, d'autant plus que l'on retrouve chez les jeunes élèves un souci conscient de plaire aux patients. Nous avons effectué une étude sur les représentations professionnelles de l'infirmière à partir d'une enquête menée trois années de rang (1986, 1987, 1988) auprès de quatre-vingt-dix élèves infirmières et infirmiers à leur entrée à l'école[1]. Parmi ces derniers, beaucoup ont souligné l'intérêt d'attraits séduisants chez l'infirmière pour les patients, car, selon eux, de telles dispositions peuvent les stimuler, leur « donner le moral » et « donner envie de vivre ». Le stéréotype retrouvé peut se résumer ainsi : « une femme, jeune, jolie, souriante, agréable et disponible ». L'argumentation de ce portrait (qui vaut aussi pour les jeunes hommes en formation) se fonde sur une logique soignante : une infirmière (un infirmier) doit plaire au malade pour qu'il accepte ses soins et guérisse. Les remarques sur les uniformes proposés par l'école montrent également l'intérêt manifesté par les jeunes élèves infirmières pour une tenue seyante et esthétique. Non seulement les élèves comprennent mal l'aspect fonctionnel voulu par l'école pour répondre aux besoins pratiques et hygiéniques, mais elles attendent aussi que l'uniforme les protège, comme nous le verrons plus loin.

Ainsi, l'élève confronté à l'idée des soins d'hygiène se place au cœur d'un conflit psychique entre d'une part des désirs inconscients de séduction plus ou moins sublimés et d'autre part l'angoisse provoquée par le véritable investissement dans les soins d'hygiène, qui impose de voir et de toucher l'autre passif et nu. Et même si l'institution de soins les autorise à pratiquer des actes exceptionnels, il y a dans le passage au faire, qui peut s'apparenter dans ce contexte à une sorte de passage à l'acte, quelque chose d'inquiétant voire, pour certains, de paralysant. On ne touche pas impunément au corps des autres. Cela comporte un risque ; il faut en quelque sorte se soumettre à une épreuve de type initiatique pour gagner ce droit, qui n'est pas donné à tout le monde, et, du coup, se retrouver dans le clan des soignants, qui sont d'une certaine manière des personnages tabous sur lesquels s'élabore le fantasme classique des hommes ordinaires.

Comment affronter cette épreuve ? Les stratégies mises en œuvre ont le mérite de souligner le niveau de l'enjeu, même si d'aucuns pourraient y voir une dramatisation excessive. Les premières toilettes, quoi qu'on en pense, relèvent de l'exploit : on y pense bien avant de les réaliser, on redoute le tribut à payer, on s'y prépare à sa manière, on cherche de l'aide auprès des tuteurs, des formateurs. L'engagement émotionnel est total et explique les maladresses, les échecs, et... peut-être aussi les distances prises par ceux qui le peuvent, se protégeant ainsi du bouleversement

1. Marie-annick Delomel, « La Représentation professionnelle chez l'élève infirmier(e) », travail de licence des sciences de l'éducation, 1988, non publié.

qu'ils pressentent confusément, sachant que d'autres raisons non moins importantes peuvent expliquer l'éloignement des jeunes soignants des toilettes. Le problème est différent pour les aides-soignantes contraintes de par leur champ de compétences à cette activité. Dans leur cas, les moyens défensifs ne manquent pas non plus, pouvant mettre en péril la qualité de la relation de soin établie avec le patient.

Nous terminerons cette réflexion par l'étude des moyens personnels et, finalement, institutionnels auxquels les élèves et les jeunes soignants ont recours pour passer des interdits culturels au rôle soignant assumé en toute légitimité.

L'affirmation de la fonction et du rôle du soignant

Les stratégies personnelles pour affronter les premières toilettes

Le pressentiment des difficultés à affronter est tel que la plupart des élèves élaborent un stratagème très personnel pour contrôler au mieux la situation de soins et réduire le risque d'échec. Cela passe par des idées simples, de sens commun, aux théories relationnelles déjà assez construites. Ce travail d'anticipation, qui montre une grande préoccupation et une insécurité majeure, n'est pas toujours très efficace en situation ; et, finalement, un moyen simple mais peu glorieux de s'en sortir, c'est encore de « s'absenter », comme le raconte cette élève, capable d'une auto-évaluation lucide de son comportement :

> La première toilette ? Je ne me suis pas vue faire la toilette, c'était un geste mécanique. J'ai fait ça comme un zombie.

Dans le même ordre d'idées, mais plus calculé en termes d'intérêt, la même élève propose :

> Essayer de se donner une bonne raison, ne pas penser au soin ; on met l'écran ; ce que je fais, c'est bien, ça aide le malade !

Ce moyen, qui n'est peut-être pas si rare, n'exclut pas un travail préparatoire ; celui-ci détermine en somme ce qu'il convient de faire ou ne pas faire dans cette situation, que ce soit pour le confort et le bien-être du soignant ou pour ceux du soigné. Très fréquemment, il s'agit d'une recommandation à propos du toucher, qui recouvre toute la problématique sous-jacente de la relation de soin de toilette :

> Faire attention au toucher !

D'autres se projettent mentalement dans la situation dans l'espoir de mieux la maîtriser :

> Je m'étais fait un film avant d'arriver dans la chambre.
>
> J'ai pensé à la toilette avant même d'en faire [...] comme j'étais tombée en maison de retraite [...]

Dans ce dernier cas, il était inconcevable pour l'élève d'avoir une relation de domination vis-à-vis d'une personne qui représentait pour elle l'autorité parentale. En conséquence, elle choisit de prévenir la personne pour éviter tout malentendu susceptible de créer des complications pour elle. Elle lui dit d'entrée de jeu :

> Je ne sais pas faire, c'est la première fois.

Le scénario peut avoir pour sujet principal la personne à soigner, que certains élèves essaient de connaître indirectement en glanant des renseignements auprès de ceux qui la connaissent. On cherche surtout à connaître son caractère et les traits de sa personnalité, afin de mesurer le niveau d'entente possible et de pronostiquer la réussite de la relation avec elle au cours de la toilette :

> Je n'ai pas voulu faire une toilette sans avoir eu quelques renseignements sur la personne. Je marche un peu au feeling [...] ; je ne sais pas si c'est dangereux ou pas, mais j'ai préféré voir d'abord à qui j'allais faire ce soin.

Mais déjà se profile (souvent chez des élèves qui ont eu une expérience du soin avant l'entrée en formation infirmière) un ensemble de stratégies plus professionnelles qui désignent le savoir-être soignant comme seul moyen efficace dans cette situation délicate et complexe. C'est le soignant qui doit maîtriser la relation de soin de toilette. L'idée de ramener ce soin à « un acte naturel » pour dédramatiser est souvent proposée. Il faut avant tout « mettre les gens à l'aise », ce que résume bien cette élève :

> On polarise trop sur la toilette : expliquez que c'est un acte de vie naturel.

Cette capacité qui impose au soignant de savoir « se contrôler » n'est pas l'apanage de quelques personnes particulièrement douées. Dans l'ensemble, les élèves en prennent très vite conscience et mesurent le chemin à parcourir. Reconnaissant volontiers leurs limites, ils comptent sur l'expérience pour y arriver au mieux :

> C'est au soignant de faire en sorte que la toilette ne soit pas un moment difficile mais un moment de bien-être. Le soignant devrait s'adapter au soigné. C'est le résultat de l'expérience.

Mais ce savoir-être soignant, conçu comme exigeant et difficile à acquérir, est déjà énoncé dans ses grandes lignes sous forme de prescriptions comme « ne pas être stupéfait, rester naturel », qui nécessitent un contrôle de soi et de ses réactions pouvant résulter d'images choquantes renvoyées par la personne soignée. Il faut faire face. Comment ?

> Ne pas se mettre à la place de la personne ; se contrôler ; savoir contrôler sa gêne pour établir un contact.
>
> Il faut s'adapter à toutes les situations : ne pas avoir peur de prendre un malade (qui a le SIDA par exemple) dans ses bras, pour lui montrer qu'on le considère encore comme un être humain.
>
> Il faut s'adapter à la personne, par rapport à ses sentiments de pudeur et son besoin d'intimité.

L'humour peut faire partie des moyens préconisés pour faciliter la relation de soins, de même que la décontraction du soignant qui donne des signes d'ouverture et de disponibilité dont le soigné pourra bénéficier :

> Si le soignant arrive décontracté, qu'il commence à discuter avec le soigné, la toilette se passera mieux que si la personne arrive en faisant le masque.

Le savoir-faire est une dimension importante de l'objectif visé qui, rappelons-le, consiste à éviter la gêne et les difficultés relationnelles occasionnées par ce soin. Plusieurs élèves ayant déjà une expérience pratique des soins estiment qu'il va faciliter la relation de soin. Des suggestions intéressantes sont apportées :

> Savoir parler quand il faut parler, savoir manier..., c'est un peu matériel..., savoir toucher les gens avec douceur, savoir les porter.
>
> Ça doit être quelque chose de naturel, de simple, de rapide ; il ne faut pas que ça dure trop longtemps, ça aggrave la situation, il faut que ce soit efficace : ne pas mettre de la mousse de la tête aux pieds. [...] tout ça, ça camoufle !

Dans cette optique, la communication – au sens de « parler » – est plusieurs fois mentionnée, car elle permet de faire diversion :

> La communication est très importante, car elle permet de se détacher du soin : elle est très importante et on parle de n'importe quoi. La communication permet de se détacher.

Le silence du malade peut être intolérable, et il faut à tout prix le « faire parler pour s'en sortir ».

On trouve aussi, de la part de ces soignants ayant déjà acquis un savoir-faire, des projets idéaux, peu développés, certes, et maladroits, mais d'une envergure non négligeable dans une perspective pédagogique :

> Pendant la toilette, on fait revivre le corps : faire qu'il représente quelque chose, qu'il ne soit pas un amas d'os. Il faut appréhender le corps comme quelque chose de concret [au sens de témoin d'une identité, d'une histoire], pas comme un objet.

Des élèves ayant vu faire des toilettes par des soignants lors de leurs premiers stages savent ce qu'il ne faut pas faire ou ce qu'il faut éviter, notamment tomber dans le piège de l'indifférence et de la routine ou de la banalisation :

> Les soignants manifestent de l'indifférence envers les personnes : ils ne veulent pas trop qu'il y ait une trop grande intégration avec les personnes ; ça peut être une stratégie pour se préserver, garder une certaine distance… ; mais c'est dangereux aussi de ne pas être indifférent, d'être totalement intégré à la personne. C'est difficile de trouver un juste milieu.

Des niveaux d'implication personnelle très différents apparaissent dans l'ensemble de ces propos, allant de la pure émotion gérée au mieux par la mise hors tension des sens (penser à autre chose, parler d'autre chose, gestes automatiques, ou encore évanouissement), aux tentatives de distanciation rationnelle (conceptuelle, éthique). Mais tous sont révélateurs d'un calcul qui a pour visée essentielle la protection du soigné et du soignant qui, à l'occasion de cette relation intime, peuvent être l'un comme l'autre éprouvés et mal à l'aise. Certains patients sont d'ailleurs très conscients de la difficulté rencontrée par les très jeunes élèves lors des soins d'hygiène et le leur manifestent volontiers sur le mode taquin, ce qui ne simplifie pas la situation puisque, démasquées, « elles en rougissent » et « ne savent plus où se mettre ».

Puis, avec le temps et les autres apprentissages, les toilettes ne bouleversent plus, n'émotionnent plus guère, et seuls de rares cas de patients « pervers » font l'objet d'indignation et provoquent quelques émois dans les équipes de soin. L'évolution habituelle vers plus de sérénité et d'aisance dans le contrôle de la relation de soins d'hygiène conjugue différentes intériorisations, qui concourent toutes à l'affirmation du rôle de soignant. Passant d'abord par l'appropriation de signes extérieurs comme l'uniforme, l'élève va peu à peu faire valoir ses connaissances, portées par la culture et les valeurs ambiantes ; ainsi la nudité de la personne à soigner sera vue et interprétée autrement.

L'uniforme : premier rempart institutionnel

L'uniforme occupe dans l'esprit des élèves une place participant à la fois du désir de plaire et du besoin de protection lorsqu'ils sont confrontés à la nudité d'une personne soignée. Les recherches sur la fonction du vêtement soulignent ces caractères contradictoires. Le psychanalyste anglais Flügel développe, dans une étude publiée en 1930, les motivations contradictoires attachées au vêtement ; en effet, ce dernier associe la parure, liée au désir de se montrer, de séduire et de plaire, et le souci de pudeur, qui conduit à dissimuler certaines parties du corps, à cacher et à se soustraire à la vue et au toucher des autres :

> Nous nous efforçons de satisfaire par le vêtement deux tendances contradictoires et nous sommes amenés à le considérer sous deux angles incompatibles ; d'une part comme un moyen de cacher notre honte et d'autre part comme un moyen d'exhiber nos attraits. En réalité, le vêtement en tant qu'article conçu en vue de la satisfaction des besoins humains tient avant tout du compromis[1].

Cette fonction conciliante entre des désirs antagonistes associés au vêtement – « chargé d'afficher une nudité au moment où il la cache » – est également soulignée par E. Lemoine-Luccioni :

> Le vêtement se regarde. Il ne sert qu'à cela : attirer le regard et le fixer ailleurs que sur la faille, mais assez près tout de même, sur les bords. Ainsi maîtrise-t-il tant soit peu l'angoisse[2].

Partant de ces données, nous retiendrons le caractère ambivalent du vêtement : séduire en attirant le regard des autres et protéger en dissimulant ce qui ne doit pas être vu. Le vêtement met en valeur tout en préservant le sentiment de pudeur. Ce dernier s'édifie sur des critères évolutifs, comme l'indique Jean-Claude Bologne[3]. Ce qui était considéré comme impudique autrefois peut être accepté voire valorisé aujourd'hui. Le vêtement reflète les valeurs de la société à une époque mais, quel qu'il soit, il témoigne de cette recherche subtile de se montrer à son avantage tout en restant pudique.

À cause de l'intimité de la relation de soin, le vêtement de la femme soignante, uniforme, donc signifiant institutionnel, a de tout temps été

---

1. J.C. Flügel, *Le Rêveur nu. De la parure vestimentaire*, Paris, Aubier-Montaigne, 1982, p. 15.
2. Eugénie Lemoine-Luccioni, *La Robe*, *op. cit.*, p. 31.
3. *Histoire de la pudeur*, *op. cit.*

destiné à donner les signes d'une différence et à éviter de mettre en valeur le corps qu'il cache. On l'a vu avec les recommandations implacables d'Yves de Chartres : l'évêque se méfiait du pouvoir de séduction de l'habit, et le voulait le plus terne et le plus rude possible. Pour la femme soignante, la seule tolérance d'investissement personnel est qu'elle peut se montrer en s'effaçant dans l'uniforme qui la recouvre. Marguerite Duras, dans *Hiroshima mon amour*, balaye cette illusion : l'habit de la femme soignante (l'infirmière de la Croix-Rouge à Hiroshima) participe de la séduction pour l'homme éperdu de douleur et de tristesse.

Avec la promotion d'infirmières laïques, correspondant à la médicalisation des soins favorisée par les connaissances sur l'antisepsie et l'asepsie, le costume de l'infirmière devient blanc. Il suit ainsi l'idéal de propreté associé à la révolution pasteurienne ; mais, en même temps, en symbolisant la pureté et la virginité, il rassure sur la moralité de ces femmes qui n'ont pas prononcé des vœux d'engagement religieux.

De même, le voile, loin d'être un banal accessoire de la tenue vestimentaire de l'infirmière, a fortement renforcé toute la symbolique pudique attendue de celle-ci. D'une manière plus générale, le port du voile s'interpose dans la relation entre hommes et femmes en signifiant la limite et le respect mutuels :

> La femme prudente interpose le voile. Pure politesse à l'égard de l'homme qu'elle ne met pas au pied du mur et de son sexe propre, qu'elle préserve[1].

Le docteur Calmette, auteur du prologue du premier numéro de la revue *L'Infirmière Française*, publié en 1923, confirme à travers sa courte allusion au voile porté par les infirmières sa fonction symbolique :

> Son voile blanc, comme les ailes des anges, ou bleu comme l'azur du ciel, porte dans ses plis l'espérance et la bonté. Quelle sainte, quelle admirable mission de charité [...][2].

Au-delà du ton et du lyrisme d'une autre époque, on voit bien dans cette évocation le statut exceptionnel conféré à l'infirmière dont le voile souligne la réalisation en situation de soin.

Malgré les évolutions de l'uniforme de l'infirmière voulues par la mode, les logiques culturelles, les nécessités pratiques et hygiéniques, le costume de l'infirmière symbolise toujours le pouvoir et l'inaccessible féminins qui perdurent dans l'imaginaire soutenu par le mythe de la

1. Eugénie Lemoine-Luccioni, *La Robe*, *op. cit.*, p. 76.
2. Cité par Marie-Françoise Collière, *Promouvoir la vie*, *op. cit.*, p. 78.

femme invulnérable, pure, maternelle. En corollaire, l'uniforme rassure celui ou celle qui le porte. Il est le signe d'une limite à ne pas franchir, la marque de l'institué. Les élèves disent sans ambiguïté que l'uniforme doit les « protéger » ; il sert « à se faire respecter » et, en somme, il établit « la barrière ». De même, il donne le sentiment d'une distinction, qui contraste avec le caractère banal des « hommes ordinaires » en affirmant un pouvoir soignant, pouvoir qui est volontiers considéré comme hors du commun ; ce que Léonie Chaptal ramène, alors que l'infirmière laïque prenait le pas sur la religieuse, à un « caractère sacré » :

> Vous êtes revêtues d'un caractère sacré le jour où vous prenez votre uniforme[1].

En quelque sorte, l'infirmière et, d'une manière générale, tous les soignants relèvent d'une catégorie d'humains intouchables. C'est ce que Freud considère comme étant de l'ordre du tabou. Ainsi, certains hommes, dans toute communauté, de par leur rôle, leur rang ou une caractéristique extraordinaire, bénéficient d'une place à part qui les distancie du groupe (et ils se doivent par ailleurs de l'assumer au plus près des attentes) ; à ce titre, ils sont protégés du groupe :

> On leur attribue une puissance magique extraordinaire et on redoute pour cette raison tout contact avec leur personne ou les objets leur appartenant, tout en attendant de ce contact les effets les plus bienfaisants[2].

Ces personnes se signalent en général par des attributs propres. L'uniforme, qui en est un, intervient comme puissant signifiant du rôle à respecter tout en permettant, de par son pouvoir attractif, une relation de proximité entre la personne soignée et la soignante. En conséquence, l'uniforme de la femme soignante a fortement contribué, par sa force signifiante, à exclure la femme désirable et désirante de la relation de soin. Il indique le rôle et la mission de celle qui le porte, et préserve ainsi de l'équivoque, mais il n'en demeure pas moins chargé de rêveries et d'élaborations fantaisistes. La recherche de fonctionnalité de l'uniforme, aboutie avec la généralisation de la tunique pantalon, réduira-t-elle cet équilibre harmonieux entre fantasme et réalité et aboutira-t-elle à considérer l'infirmière seulement comme une technicienne des soins ?

Pour les jeunes soignants, ces premiers effets rassurants conférés par l'uniforme, et le rôle soignant qu'il signifie, ne suffisent pas lors des pre-

---

1. Cité *in ibid.*, p. 80.
2. Sigmund Freud, *Totem et tabou*, Paris, Payot, coll. « Petite Bibliothèque Payot », 1977, p. 60.

mières confrontations à la nudité des personnes soignées. Nous avons en effet vu la difficulté engendrée par ce que le jeune élève (homme ou femme) vit comme une épreuve primordiale ; si l'uniforme signifie le rôle à tenir, celui-ci reste à prouver. Autrement dit, les actions de l'infirmière sont fondées par une finalité qui leur donne sens.

Qu'est-ce qui donne sens à la toilette et à la relation de soin qu'elle implique ?

Inscrire la toilette dans la logique médicale

Pendant longtemps, la relation de soin établie par les femmes soignantes a été réglementée par la morale qui dictait les manières d'être envers les personnes soignées. De « la femme qui aide », à qui on faisait appel dans les villages, à la religieuse vouée aux œuvres de miséricordes au sein de l'hôtel-Dieu du Moyen Âge, toute l'activité soignante était balisée et contrôlée par une éthique plus ou moins explicite partagée par la communauté d'appartenance. Plus près de nous, rappelons simplement quelques applications déjà évoquées : le recrutement des jeunes filles se destinant aux soins dans les « bonnes familles » pour certaines écoles d'infirmières d'élite ; les règles de vie les plus rudes auxquelles étaient soumises les femmes soignantes jusqu'à une époque très récente (voir les témoignages d'infirmières laïques de la première moitié de ce siècle dans l'ouvrage *Cornettes et blouses blanches* d'Yvonne Knibiehler), évitant ainsi toute distraction et tout risque de séduction ; enfin, les cérémonies rituelles marquantes (prononciation des vœux, prise de l'uniforme ou transmission de secrets...).

À la fin du dix-neuvième siècle, une dimension nouvelle, souvent appelée « professionnalisation », apparaît. Soigner devient une profession et, en ce sens, le savoir-faire, plutôt secondaire jusque-là, va donner lieu à une formalisation de la pratique et à sa transmission par le biais d'une formation réglementée. L'acte est étudié, finalisé, et inscrit dans un cadre scientifique qui le justifie. Il devient technique. La toilette se fonde sur l'hygiène, et le rapport au corps qu'elle induit se technicise. Le problème de la pudeur est résolu au moyen d'une gestuelle ingénieuse et compliquée. La toilette « en technique » devient l'épreuve probatoire de la formation, et sa réussite est le signe d'une aptitude de base sur laquelle pourront se greffer tous les autres apprentissages. Mais, bientôt, c'est le corps malade qui va apparaître au regard de l'infirmière ou de l'aide-soignante et être senti sous sa main experte, participant ainsi pleinement à la démarche médicale. Le corps du malade devient avant tout le lieu des signes de la maladie : signifiant maître de la médecine clinique construite sur l'inspection, la palpation et l'auscultation. Le corps, dénudé pour la toilette, prend dans ce cadre de référence un sens spécifique qui oriente les gestes, le regard et, plus globalement, la relation de soins dans son ensemble.

La toilette « en technique »

L'apprentissage de la toilette au lit s'est formalisé avec le développement des pratiques d'hygiène et de prévention de l'infection et de la médicalisation des soins aux malades. L'importance accordée à la toilette est démontrée dans le manuel très connu *Soins infirmiers aux malades* publié par la Compagnie des Filles de la Charité de Saint-Vincent de Paul en 1950, encore réédité en 1979. La toilette y est présentée avant tout comme un soin d'hygiène. Sa description clôt d'ailleurs le chapitre du livre traitant du besoin d'élimination ; la peau participe, par le biais de la production de sueur, à l'élimination et à l'épuration organique et, en conséquence, elle doit être entretenue. Mais, avant de décrire les soins d'hygiène corporelle, les techniques médicales de suppléance en cas d'épuration organique défaillante sont exposées : l'exsanguino-transfusion, le rein artificiel, la dialyse péritonéale (il faut rappeler que les références professionnelles écrites ont été pendant longtemps très peu nombreuses). En annexe du texte sur le rôle de l'infirmière dans les soins d'hygiène, qui consiste à « veiller attentivement à la propreté des malades, non seulement à leur arrivée dans le service, mais tout au long de leur hospitalisation », des recommandations liées au respect de la pudeur, à l'observation du malade et à la communication verbale avec le malade sont listées, sans développement[1]. En somme, une grande partie du manuel, pourtant réalisé par des religieuses, est consacrée au corps biologique, médicalisé. Celui-ci est devenu l'objet principal des soins donnés par l'infirmière. Les auteurs proposent une démarche technique, sèche et distante. Le respect de la pudeur est résolu par une gestuelle précise qui s'accorde parfaitement à l'objectif d'hygiène, comme en témoigne le paragraphe sur « La petite toilette » :

- Replier les couvertures, laisser le drap sur le malade,
- faire plier les jambes et mettre le bassin sous le siège,

1. *Soins infirmiers aux malades*, *op. cit.*, éd. de 1979, p. 649.

- laisser le drap sur les genoux et découvrir la région à nettoyer,
- savonner la face interne des cuisses et les organes génitaux externes, la région du pubis, et vérifier la propreté de l'ombilic,
- nettoyer les replis cutanés et muqueux de haut en bas,
- rincer en versant de l'eau à l'aide du bock ou du pot à eau,
- bien assécher, enlever le bassin[1].

Partie par partie, le corps est lavé. La nudité complète est soigneusement évitée, et « l'anonymat » est préservé au moyen du langage anatomique.

L'élève était soumise à un apprentissage éprouvant, contraignant à la mémorisation d'une multitude de gestes qui devaient s'enchaîner parfaitement, et à un entraînement régulier pour consolider les acquis et acquérir les automatismes et « les manières d'aisance » dont parle J.-C. Kaufman.

La toilette « en technique » a terrorisé des générations d'élèves, qui ne pouvaient y échapper lors des évaluations au lit du malade. Mais, paradoxalement, alors qu'une certaine distance envers « la technique » apparaît chez les infirmières enseignantes orientant l'évaluation de la prestation de l'élève sur ses capacités de s'adapter aux situations plutôt que sur un savoir-faire mécanique, abandonnant de ce fait les fiches techniques et les répétitions en salle de pratique sur le mannequin, ce sont les élèves eux-mêmes qui réclament ces préalables à leurs premières toilettes. À travers cette demande, on voit la fonction rassurante de la « technique » et l'espoir qu'elle engendre la maîtrise de la relation de toilette. « La technique » permet d'idéaliser un espace protégé dans lequel l'élève pense évoluer de façon moins risquée. Valeur refuge, garde-fou qui prend un sens dans le contexte émotionnel décrit. Quant au passage par l'apprentissage sur un mannequin, outre le fait qu'il permet souvent un défoulement tolérable, il rassure en donnant le sentiment de pouvoir faire face au réel. Illusion sans doute…, mais palliatif utile.

Par ailleurs, la technologie de la toilette inscrit ce soin dans un cadre professionnel, formalisé, justifié. On ne fait pas la toilette d'une personne soignée d'une manière commune. Ce n'est pas une simple transposition d'un savoir-faire personnel banal à une personne quelconque. La technique est le premier signe d'une différence de situation. Elle donne un caractère solennel et spécifique à une activité que tout le monde pense connaître. L'apprentissage technique a une valeur pédagogique, en ce sens qu'il se réalise dans une relation d'accompagnement, et transformative,

---

1. *Ibid.*, p. 651.

puisqu'il permet une prise de distance avec le savoir commun tout en aidant à l'élaboration d'une démarche professionnelle. Les soins d'hygiène doivent s'inscrire à part entière dans le projet d'apprentissage tout simplement pour sortir de l'impasse appauvrissante et dangereuse pour l'élève d'un recours au savoir-faire de tout un chacun. Cette position en faveur d'un apprentissage de la « toilette en technique » est la première étape d'un processus de formation qui doit ensuite pouvoir offrir des conditions de mise en œuvre réelle envisagée dans sa globalité. Mais nous considérons qu'il n'est pas inutile de transmettre des techniques de soins et d'hygiène, d'autant plus que la généralisation des douches et des bains, même pour des personnes très dépendantes, confronte encore plus directement à la nudité totale, risquant ainsi d'accentuer le malaise des jeunes soignants. Et si on est tenté de penser que la banalisation médiatique de la nudité dans la société occidentale va faciliter chez les nouvelles générations la relation de soins corporels, rappelons que J.-C. Kaufman apporte un démenti formel à une telle évolution en démontrant, à travers l'étude des seins nus à la plage, que cette pratique n'a rien de naturel.

La technicisation des soins d'hygiène n'est qu'une étape du processus de professionnalisation. La formation conduira en effet bientôt l'élève à élaborer un système de réalisation professionnelle déterminé par la culture médicale.

La nudité contrôlée par des gestes et regards médicaux

Le rapport au corps du soigné est conditionné pour tous les professionnels du soin par une démarche médicale. Le regard, le toucher, les paroles cherchent, vérifient, sur le corps donné à voir ou à toucher, des signes de la maladie, de l'état de santé ou de la guérison. La formation des infirmières (mais aussi, dans une moindre mesure, celle des aides-soignantes) s'est développée à partir des connaissances médicales pour assurer dans les meilleures conditions de sécurité et d'efficacité les applications techniques qui en découlaient. M.-F. Collière a très clairement démontré l'attrait des infirmières pour la pratique médicale dans *Promouvoir la vie,* et inscrit d'ailleurs le développement professionnel (formation, statut) dans ce mouvement de « filiation médicale » qui a conduit les infirmières à devenir des « auxiliaires médicales ». On retrouve la même thèse dans l'étude historique dirigée par Yvonne Knibiehler dans *Cornettes et blouses blanches*.

L'avantage de ce positionnement, dans le cas de la toilette notamment, est pour le soignant d'être absorbé par le corps en tant qu'objet biologique et organique, « l'homme » ou « la femme » étant exclu du champ clinique dans la relation médicale typique. Cette caractéristique de la relation médecin-malade des sociétés modernes ayant déjà été abordée dans les chapitres précédents, nous nous contenterons ici de rappeler son principe fondamental tel que défini par Jean Clavreul :

> Le savoir médical est un savoir sur la maladie, non sur l'homme qui n'intéresse le médecin qu'en tant que terrain sur lequel évolue la maladie[1].

François Laplantine explique l'appropriation du corps du malade par les médecins, soutenus dans cette démarche par les malades eux-mêmes, par une « obsession étiologique[2] » qui les a poussés à fonder l'examen médical :

> [...] sur *la vue* et non sur l'écoute. Il a pour but non seulement de déceler la cause mais de localiser (puis de traiter) *le lieu* de la maladie[3].

C'est aussi sur la base d'une biologisation de la maladie que l'apprentissage des comportements infirmiers, même au cours de la toilette, va se réaliser et conduire peu à peu au détachement de la nudité, qui sera alors vue et lue à partir des signifiants médicaux qu'elle ne manque pas de fournir. C'est la rougeur inquiétante d'un siège, un écoulement purulent de la verge, une dermite sous-mammaire, un ballonnement abdominal, une régression anormale... La relation de soins d'hygiène confrontant à la nudité du soigné va être balisée et maîtrisée par le soignant assuré de son savoir, qui lui donne un pouvoir et un devoir de voir, de sentir le corps du malade réel ou potentiel. L'élève est entraîné à repérer au cours de la toilette les signes qui aideront le médecin à poser un diagnostic, à prescrire un traitement approprié, à surveiller l'évolution d'une pathologie.

Ainsi, le corps du malade devient avant tout le lieu des signes de la maladie ; le corps est un symptôme : signifiant idéal de la médecine clinique construite sur l'inspection, la palpation et l'auscultation. Le corps dénudé pour la toilette prend dans ce cadre de références un sens spécifique qui oriente les gestes, le regard et, plus globalement, la relation de soin dans son ensemble. L'émotion du soignant, son trouble, son angoisse et sa réserve sont en quelque sorte sublimés par cet investissement qui consiste à donner un sens à la maladie socialement reconnu et attendu.

---

1. Jean Clavreul, *L'Ordre médical*, *op. cit.*, p. 11.
2. François Laplantine, *Anthropologie de la maladie*, Paris, Payot, 1986, p. 286.
3. *Ibid.*, p. 282, souligné par l'auteur.

Au-delà du médical, la toilette devient thérapeutique

Cependant, depuis quelques années, les infirmières et les aides-soignantes essayent de montrer que les soins de base peuvent contribuer au bien-être des personnes soignées et, dans une certaine mesure, favoriser l'évolution de leur maladie vers une meilleure santé. Cette tendance a pour intérêt de fournir de nouveaux appuis théoriques aux soignants. Les auteurs d'un article consacré à « La toilette en institution »[1] situent la toilette comme un « acte de santé » répondant à neuf objectifs – l'hygiène et la propreté, la communication verbale, le toucher, la réhabilitation du patient, les préventions des dégradations corporelles, le confort du patient, le confort du soignant, l'observation et le recueil d'informations et l'aspect économique – étayés par des savoirs théoriques variés – hygiène, schéma corporel, physiologie corporelle, sémiologie, économie, prévention des maladies professionnelles, etc. – qui donnent lieu à une description de savoir-faire appropriés permettant leur mise en œuvre.

Une telle approche de la toilette contribue à renforcer et à enrichir les savoirs professionnels et peut contribuer à inscrire la toilette et les soins d'hygiène dans une perspective thérapeutique élargie ; la toilette et les soins annexes étant de plus en plus souvent reconnus comme participant à part entière du processus de guérison ou de réadaptation. Mais nous en restons au savoir permettant de répondre au « travail prescrit ». L'expérience du « travail réel » vécu par l'élève ou le professionnel ne semble pas prise en compte dans ce projet de formation s'adressant, d'après la présentation de l'article, à des aides-soignantes en formation continue. Le soignant est formé à reconnaître les multiples intérêts de la toilette pour le patient qui va, si elle est bien faite, y gagner en termes de santé.

En somme, les élèves infirmières, infirmiers ou aides-soignant(e)s disposent d'un ensemble de moyens qui ont avantageusement remplacé les barrières morales étayées par les valeurs et règles fondées sur la morale chrétienne. Le savoir médical édifié sur les sciences biologiques auquel le soignant d'aujourd'hui se réfère et dont il se réclame constitue un véritable socle sur lequel la relation de soin, du moins idéalement, fonde sa légitimité et trouve un sens, relayant très vite les fragiles et insuffisantes stratégies personnelles. D'autres savoirs commencent à le compléter, même s'ils restent encore peu développés et insuffisamment intégrés par les soignants. Ce point sera particulièrement développé à la fin de ce livre.

---

1. Yves Gineste et Rosette Maresotti, « La Toilette du malade en institution...», art. cité.

« S'en sortir » à quel prix ?

La problématique identifiée chez les jeunes soignants qui doivent s'investir dans une relation de soins d'hygiène invite à s'interroger plus qu'à conclure, car elle ne fait que mettre en lumière des difficultés relativement connues. Tous les soignants (et enseignants) savent que les premières toilettes sont éprouvantes pour les jeunes élèves, souvent bouleversés par une relation qui abolit les espaces intimes et suscite l'équivoque. L'institution garantit cependant les fondements et la légitimité de cette relation de soin, ce que pressent le jeune soignant mais qu'il lui reste à apprendre. La formation lui fournira les repères et les connaissances pour l'aider à résoudre sa problématique personnelle dans cette relation. Il montrera bientôt une certaine aisance qui caractérise la maîtrise du professionnel.

La plupart des élèves « s'en sortent » en refoulant leurs premières expériences des soins éprouvantes et en les sublimant à l'aide des modèles professionnels et des savoirs qui correspondent mieux à leur idéal soignant. C'est ainsi qu'ils arrivent à se dégager de l'emprise d'une relation marquée du sceau de l'interdit. Si nous avons reconnu l'utilité de cette démarche dans le processus de formation, puisqu'elle a pour but de protéger le soignant et de l'aider à s'investir dans une fonction soignante conforme aux attentes institutionnelles, nous avons aussi voulu explorer ce qu'elle cache, considérant que cet arrangement se fait au détriment de la personne soignée. Car, si les jeunes soignants traumatisés par leurs premières toilettes viennent à bout de leur désarroi en intégrant un savoir technique et médical, nous connaissons les limites d'une culture médicale qui réduit l'être humain à un corps et, plus exactement, à sa dimension biologique. La technologie médicale est synonyme d'efficacité et de puissance pour les jeunes soignants qui y trouvent, outre le plaisir narcissique de participer à un pouvoir quasiment divin, un rempart solide contre l'humanité de l'autre. La relation de soin de toilette est pénible. C'est un corps à corps d'une durée considérable, dépourvu d'instrumentation, mais rien ne peut empêcher que celui qui est lavé, changé, enlacé, massé, fût-il un comateux, ne montre autre chose que son corps – corps d'homme ou de femme avant tout, qui porte les marques de son identité, de son histoire et de sa vie passée et à venir.

Dans cette hypothèse, l'abolition des distances dans la relation de soin – et particulièrement lorsqu'il s'agit de soins d'hygiène, mêlant les corps que l'uniforme seul sépare – n'est supportable qu'à la condition d'éloigner le plus loin possible les signifiants humains de celui qui est soigné. Démarche qui prend appui sur les finalités médicales, débordant de techniques invasives qui mobilisent et forgent les comportements des soignants. Fuite en avant mue par l'idéal technique, rattrapé de temps à autre par l'éthique... ; on peut l'envisager comme un système défensif efficace et solide qui se construit dès les premières confrontations à l'autre à soigner, car celles-ci sont trop souvent génératrices de désarroi et de grandes difficultés pour le jeune soignant. D'autant plus que le choc des premières toilettes, relié ici à la problématique sexuelle que cette relation de soin engendre, se complique, comme nous allons le voir, d'une rencontre non moins traumatisante avec les marques de la mort sur le corps, mais aussi dans le regard et les paroles de la personne soignée.

Faut-il en rester là, convenir que tout s'arrange ainsi et qu'il ne peut en être autrement ? Cet « éprouvé » peut-il être mis en travail et faire partie intégrante du projet de formation des jeunes soignants, qu'ils soient élèves infirmières, infirmiers ou aides-soignant(e)s ? Et si oui, comment et au bénéfice de qui ? Alors que le milieu infirmier tente de promouvoir l'idée d'un « rôle propre infirmier », qui passe nécessairement par une implication dans les soins de base, il nous semble bien qu'un travail d'analyse de l'expérience vécue, mené dans des conditions pédagogiques optimales de sécurité pour les élèves, soit indispensable pour leur épanouissement personnel et le développement de leurs capacités créatives afin de répondre au mieux aux besoins des personnes soignées et de leur entourage. La question de la formation, que nous estimons centrale dans la problématique de la relation de toilette, sera explorée plus tard.

4

Découvrir le corps mortifié, vieilli, souillé : un traumatisme pour le jeune soignant

> Les invalides sont, pour les valides, un rappel vivant et permanent du fait que la société dans laquelle ils vivent est minée par l'iniquité et la souffrance, qu'ils habitent un paradis fallacieux, qu'ils sont eux aussi vulnérables. Pour eux, nous représentons une éventualité terrifiante.
>
> Robert F. Murphy, *Vivre à corps perdu*, Paris, Plon, 1990, p. 165.

Le trouble suscité par la nudité de la personne soignée, étudié au chapitre précédent, est en général rapidement dominé grâce à des appuis institutionnels, parmi lesquels les références à caractère médical jouent un rôle primordial. La scène retrouve un décor clair et net qui préfigure la mission de soin : environnement médical, soins compliqués, univers aseptisé dans lequel le malade (de préférence grand malade) dépend totalement du pouvoir médical. Arrangement dont nous avons vu précédemment tout l'intérêt, et auquel contribue sans équivoque l'institution elle-même.

Cependant, les propos tenus par les élèves au retour de leurs premières toilettes et les anecdotes relatées en diverses occasions révèlent un problème inattendu qui met très vite en question les classiques stéréotypes soutenant l'idée d'un pouvoir soignant illimité. Les personnes gravement handicapées, témoins de notre vulnérabilité, et les grands vieillards marqués par la finitude font peur aux jeunes soignants, qui n'imaginaient pas, a priori, de telles réalités.

La confrontation à la mort, à l'abject, est une expérience terrifiante, une épreuve dont on peut trouver dans la littérature l'expression directe, violente, telle la description quasiment insupportable des deux vieillards séniles dans *Benoni* de K. Hamsun[1], dont il sera question plus loin.

1. Paris, Gallimard, 1994, coll. « Folio ».

Voir et toucher un corps vieilli, mutilé, souillé…

Il est courant, dans les centres de formation, d'organiser les premiers stages dans les structures de soins pour personnes âgées. C'est une expérience primordiale pour tout(e) infirmière (infirmier) ou aide-soignant(e), qui pourra être, en l'absence de travail d'accompagnement lors de la formation, déterminante pour les choix et les attitudes futurs. Si découvrir la nudité de l'autre bouleverse et choque souvent en révélant ce qui doit être caché, la découverte de personnes âgées grabataires ou de grands polyhandicapés est quasiment terrifiante. « Sacrée épreuve », qui ébranle et fait vaciller l'idéal soignant, mais qui ouvre aussi à la compréhension de la distance nécessaire pour s'en sortir. C'est par un ensemble de témoignages brefs mais lourds de sens que nous tenterons d'élucider le vécu des élèves et d'argumenter l'idée d'effroi éprouvé lors de ces premières expériences de soin. Et c'est en la rapprochant de la terrible aventure de Gregor, devenu monstrueux dans l'univers morbide et inhumain imaginé par Kafka dans *La Métamorphose*, que nous tenterons d'en comprendre les conséquences.

Les témoignages présentés ci-après proviennent pour la plupart des entretiens menés auprès des élèves dans le cadre de leurs premiers soins d'hygiène, le plus souvent réalisés en milieu gériatrique. Ces données ne sont pas les plus spontanées : les élèves font preuve de réserve, comme s'il valait mieux taire ce qui vient ternir le rêve trop vite interrompu, mais on perçoit aussi leur soulagement de pouvoir en parler. Plus occasionnellement, nous avons pu constater que le problème se présente de la même manière chez les jeunes élèves aides-soignantes non issues de la promotion professionnelle, qui n'ont donc pas encore développé les aménagements défensifs au cours de leur parcours de « faisant-fonction » d'aide-soignante.

Premières toilettes aux personnes âgées : une image impressionnante

Tous les élèves appréhendent leurs premières toilettes, d'autant plus si elles concernent des personnes âgées. Les mots qui reviennent le plus souvent au retour des premiers stages évoquent une expérience choquante. En protégeant les malades, les « vrais », ceux qui relèvent de connaissances et de techniques sophistiquées, inaccessibles au premier venu dans le métier, les enseignants exposent (sans le savoir ?) les élèves à un traumatisme, un choc, qui aura des conséquences considérables pour les soins infirmiers, dont la plus évidente est un tenace désintérêt des infirmières pour la gériatrie et l'idée, pour la plupart de celles qui y travaillent, que ce n'est pas le lieu idéal de réalisation professionnelle ; une conséquence plus importante est l'abandon des soins de base aux aides-soignantes par les infirmières, qui ne leur accordent pas une grande valeur et les jugent triviaux en regard des soins médico-techniques, jugés prestigieux. En fait, toutes les infirmières se souviennent de leurs premières toilettes, de leur premier mort, comme de leur première « piqûre ». Lors des premières toilettes, et particulièrement celles de personnes âgées dépendantes, les élèves sont directement confrontés au corps souillé, mortifié, flétri, usé, déformé, qui les projette dans l'abject, et leur donne confusément une certaine idée de la mort.

Au retour des stages, les élèves, qui sont invités à s'exprimer sur la relation de toilette dans un but d'élucidation et de compréhension, arrivent à en parler authentiquement, après une étape préliminaire où s'étalent des discours stéréotypés. Il y a comme une reconnaissance à pouvoir être entendu, et un soulagement de constater que les autres ont eu les mêmes difficultés, les mêmes peurs, les mêmes échecs et les mêmes dérobades.

Le corps nu de la personne âgée les choque, les stupéfait, les repousse, et suscite des solutions radicales d'évitement. L'image qu'il donne est insupportable. Le corps du vieillard qu'il faut laver, débarrasser des souillures qui le maculent, n'est à ce moment-là que réalité morbide. Il annihile d'emblée l'idéal soignant. Les données ci-après, provenant toutes d'élèves différents, montrent bien que le désir de soigner est mis à l'épreuve au contact d'une réalité inimaginable :

> Ça a été un choc de voir la déchéance des personnes âgées.
>
> Le corps des personnes âgées, c'est repoussant ; ce n'est pas agréable. On se projette dans notre vie future.
>
> Les personnes âgées, ça m'a choquée par rapport à leur corps.
>
> Ce qui m'a gênée, c'est de voir les personnes âgées nues. Je me suis dit, je vais être comme ça.
>
> La personne âgée avec son corps décrépie... Que va-t-on devenir plus tard ?
>
> La première fois, c'est une douche ! J'ai eu une appréhension de voir le corps vieilli d'une personne, c'est vrai que ce n'est pas beau. On a une image de notre corps plus tard. C'est une sorte de frayeur. Toucher les chairs, c'est flasque, on n'ose pas toucher.

> La première fois, c'est toujours un peu choquant de voir les personnes âgées dans l'état où elles sont.
>
> La première fois, je me suis dit, jamais je ne travaillerai dans une maison de retraite !
>
> Au départ, on m'avait dit qu'une personne âgée nue allait me frapper. Moi, je ne pensais pas que ça allait être à ce point… on ne peut pas s'imaginer à quel point… J'ai fait ma toilette sans penser à rien du tout.

À cette perception première s'ajoute souvent le discours insistant de la personne âgée elle-même, qui montre combien il lui est difficile de supporter la réalité de son corps vieilli et meurtri. Les élèves se sentent pris à témoin :

> Les personnes âgées m'ont parlé de leur corps après avoir fait leur toilette : « Vous avez vu, je vieillis, vous avez vu ma cicatrice, c'est pas beau. »

Ils y voient une forme de jalousie ou d'envie pour la jeunesse et la vitalité qu'ils affichent :

> Les gens disaient : « Vous, vous êtes jeune, moi je suis vieille ! »
>
> Les personnes âgées parlent de leur corps ; regardez comme je suis, regardez comme vous êtes, on est vieux, on n'est pas bien. Elles ont du mal à accepter leur corps. C'est dur d'entendre : je ne vous souhaite pas de devenir comme ça ! Ça m'a marquée. C'est surtout des paroles répétées qui nous gênent, car elles nous projettent un avenir.

Dans un travail écrit, une élève rapporte les propos tenus par une vieille femme lors de sa toilette, qu'elle considérait comme une forme d'agressivité à son encontre :

> Mon ventre tombe, mes seins aussi, quel spectacle affreux ! [...] Vous aussi un jour vous serez comme moi. D'ailleurs, peut-être que vous n'arriverez jamais à mon âge.

Cet échantillon de remarques met en relief l'enchaînement de trois réactions déclenchées par la vision du corps dénudé de la personne âgée à l'occasion des soins d'hygiène :

- un effet de stupeur : il s'agit en somme d'une rencontre avec l'inconcevable ; la nudité de la personne âgée révèle la « décrépitude » laide et repoussante ;
- un malaise intense, souvent qualifié de « choc », qui provient du dégoût et de la répugnance qu'inspire le corps vieilli, mais aussi de la « peur » qui s'empare du jeune soignant, car la révélation d'une réalité

insoupçonnée jusque-là déclenche chez lui une autoreprésentation effrayante par mécanisme de projection. Cette idée est d'ailleurs renforcée par certaines personnes âgées elles-mêmes ;
- une décision, qui consiste à se protéger de nouvelles confrontations à cette réalité en prenant ses distances. Les soins aux personnes âgées ne peuvent s'envisager dans un futur professionnel.

À écouter les élèves raconter leur vécu, une idée s'impose : c'est kafkaïen ! De fait, l'histoire racontée par Kafka dans *La Métamorphose*, exagérée par l'effet amplificateur du genre fantastique, peut éclairer l'expérience vécue par de jeunes soignants.

Une expérience kafkaïenne

Cette allusion à la nouvelle de Kafka n'est pas qu'une image évoquant vaguement un univers oppressant. *La Métamorphose* (écrite en 1912) nous offre la possibilité d'un rapprochement de la problématique du jeune soignant découvrant le corps morbide à l'occasion de ses premières toilettes de personnes âgées ou de grands handicapés. Au préalable, nous précisons que notre lecture de cette nouvelle s'attache aux réactions de la famille et à leur évolution lorsque, du fait de l'état du héros, elle se trouve impliquée dans une situation extraordinaire et bouleversante.

Gregor, jeune homme jusque-là sans histoire, bon fils, travailleur et dévoué à sa famille, se réveille un matin métamorphosé en un monstrueux insecte avec une carapace et un ventre bombé encerclé dans des arceaux rigides et muni d'une multitude de pattes minces et frétillantes de chaque côté. L'effet de surprise et d'effroi passé, et malgré sa honte et son chagrin de se voir comme ça, il s'adapte à son nouvel état et manifeste malgré tout une tenace envie de vivre. Son malheur et sa mort vont venir de sa famille, incapable de lui apporter l'amour et l'aide dont il a besoin maintenant qu'il est dans la peine et le désarroi. Lorsque Gregor est découvert ainsi, il provoque une réaction de terreur, de panique et de fuite chez tous ceux qui l'approchent. Sa mère, notamment, se dérobe et l'abandonne, incapable de lui offrir le soutien et la protection qu'il attend d'elle. Elle ne pourra jamais dominer sa peur face à son fils qu'elle ne reconnaît plus :

> Au secours! Pour l'amour de Dieu, au secours ! Elle tenait la tête penchée comme pour mieux voir Gregor mais, chose absurde, s'éloignait en courant dans un mouvement contraire ; avait oublié que la table encore encombrée se trouvait là derrière ; s'assit vivement dessus lorsqu'elle y fut, comme par dis-

> traction, et ne sembla pas remarquer du tout qu'à côté d'elle, la grande cafetière s'était renversée et qu'un flot de café se répandait sur le tapis[1].

Sa sœur, en l'apercevant sous le canapé où il s'était dissimulé pour éviter une vision choquante à ses visiteurs, fut si effrayée qu'elle ne put se maîtriser et referma la porte en la faisant claquer, sans entrer. Un mois après cet événement, alors qu'elle reste la seule personne qui, par raison, s'occupe un peu de Gregor, celui-ci

> [...] se rendit compte qu'elle ne supportait toujours pas de le voir, que son aspect lui serait sans doute à jamais insupportable et qu'elle devait faire un violent effort pour ne pas prendre la fuite en apercevant fût-ce la plus petite partie de son corps dépassant du canapé[2].

Quant à la bonne, mise au courant de la présence du « monstre » on ne sait comment, sa réaction est tout aussi vive et définitive :

> [...] elle était tombée à genoux devant la mère en l'implorant de lui donner son congé sur-le-champ. En faisant ses adieux un quart d'heure après, elle remercia avec des larmes dans les yeux qu'on lui permit de partir, comme si c'eût été le plus grand bienfait qu'on lui eût accordé dans cette maison[3].

Enfin, le père se sent très vite menacé par la présence de son fils dénaturé à ses yeux, qui ruine tous ses intérêts et qu'il considère dorénavant comme un étranger gênant et déshonorant. Il ne peut comprendre Gregor et se conduit en brute dès qu'il dépasse malencontreusement le seuil de sa chambre. Quelque temps après avoir blessé son fils, il finit par approuver le projet de sa fille de le tuer. La mère, qui a sombré dans un repli dépressif, suit passivement et sans culpabilité les décisions des autres. Seule la nouvelle bonne, vieille femme un peu rustre, ne ressent pas vraiment de répugnance envers Gregor. Elle en a vu d'autres, mais elle a quand même été étonnée en le voyant la première fois. Matin et soir, elle lui manifeste un peu d'attention en l'appelant amicalement par la porte entrebâillée : « Allez, viens par ici, vieux bousier[4] ! » Dans l'ensemble, Gregor est isolé, caché, fui et maltraité par tous, et le silence que s'impose la famille à son sujet le condamne à un terrible abandon dont il mourra.

Un autre thème fondamental ponctue cette nouvelle : tous ceux qui voient Gregor sont comme frappés du sceau du secret. Ces choses-là ne peuvent pas ou ne doivent pas se dire. Même la jeune bonne, en quittant la

1. Franz Kafka, *La Métamorphose*, Paris, Le Livre de Poche, 1993, p. 25.
2. *Ibid.*, p. 41.
3. *Ibid.*, p. 35.
4. *Ibid.*, p. 60.

maison à sa demande implorante, libre de sa nouvelle vie, prononce avant de partir « un terrible serment : celui de ne rien révéler de tout cela à personne[1]. »

Comme Nabokov, dont une étude de cette œuvre est proposée dans la publication utilisée ici, on est tenté de juger les parents de Gregor ignobles, médiocres et inhumains, de les considérer comme des « minus » indifférents à la souffrance de leur fils, égoïstes et trop bêtes pour comprendre qu'il a malgré sa monstruosité corporelle

> [...] gardé un cœur humain, une sensibilité humaine, des sentiments humains, humilité, honte, souci de dignité et pathétique orgueil[2].

Au-delà de cette saine révolte émouvante et sans concession, on peut essayer de comprendre la réaction de tous ceux qui ont inopinément croisé un homme ou une femme dont le corps a subi une transformation phénoménale et dénaturante, quelle qu'en soit la cause : la maladie, la vieillesse ou le traumatisme.

Nous sommes devant une réalité traumatisante, effrayante, mais aussi répugnante, qui alimente le sentiment d'impuissance et bouleverse le désir de beauté et d'éternité et celui, plus spécifique au soignant, de pouvoir agir contre la mort et l'« anormal ». Face à cela, et sans un autre regard qui relève d'un cheminement constructif, il faut fuir, partir (comme la bonne) ou réagir par la violence (comme le père et la sœur de Gregor), refoulant par là même la difficulté, d'autant plus que ces épreuves laissent sans voix et n'ont donc pas d'histoire, sauf précisément par l'acte de création littéraire.

Autre lecture, autre genre, plus réaliste, mais mêmes effets produits par deux vieillards séniles mêlés au repas de fête d'une petite communauté villageoise en pays scandinave[3] :

> Il n'y avait que les vieillards Fredrik Mensa et Mons pour ne rien entendre, ils mangeaient stupidement et pesamment, comme des bêtes. La tête de Mons sombre de plus en plus dans son cache-col, ses épaules se font colossales. En revanche, Fredrik Mensa continue de dresser en l'air sa tête maigre de vautour, mais tout aussi incapable que l'autre de comprendre quoi que se soit. Cela fait comme deux morts sortis de leurs tombes, leurs doigts ont pris les mouvements lents des vers. Quand Fredrik Mensa aperçoit quelque chose, loin sur la table, qu'il ne peut atteindre, il se soulève comme pour s'en saisir et le

1. *Ibid.*, p. 35.
2. *Ibid.*, p. 114.
3. Knut Hamsun, *Benoni*, *op. cit.*

> tripoter. « Qu'est-ce qu'il y a, qu'est-ce que tu veux ? » demande doucement sa fille en lui donnant une bourrade ; puis elle lui met un morceau de pain dans la main et le voilà satisfait. Mons fait les yeux doux à un plat de viande de porc et entreprend de fourrager dedans ; on lui sert aussitôt une tranche. [...] Peu après, la tranche de viande est dévorée, Mons la cherche, les yeux fixes dans son assiette mais elle a disparu. « Tu as du pain dans la main » dit la femme de l'aide-meunier, et voilà Mons également satisfait, il se met à manger le pain. « Trempe-le d'abord dans le thé » lui dit-on ; car tout le monde veut bien aider les cadavres et prendre soin d'eux[1].

Là encore, l'animalité sert de base à la description des deux hommes atteints de sénilité et réduits à un état bestial dont la symbolique macabre est sans équivoque : les vers, le vautour. D'ailleurs, pour l'auteur, ils ne sont que des « cadavres », des « morts ». Le reste de vie qui les anime est stupide et n'a aucun sens. L'auteur attribue à l'entourage éprouvé par tant de déchéances de terribles pensées. S'il n'y a pas de passage à l'acte comme dans *La Métamorphose*, il faut bien voir que rien ne retient certains de commettre « de basses actions » :

> Ces deux vieillards avec leur visage barbouillé de graisse, leurs mains infectes, leurs relents de vétusté, répandent au bas bout de la table une sensation de répugnance sans bornes, une atmosphère de bestialité qui se propage d'un bout à l'autre de la table. Si l'on ne s'était pas trouvé dans la salle à manger de Mack en personne, que de basses actions n'aurait-on pu faire ! On n'entend pas une parole sensée parmi les invités au bas bout de la table, tout le monde s'est mis en devoir de servir la décrépitude[2].

La violence latente atteint son paroxysme dans ce récit sans complaisance. Nous ne trouvons pas, comme dans la nouvelle de Kafka, les comportements de fuite et d'exclusion ; en revanche, nous relevons le caractère « contagieux » de la démence : certains invités placés près des vieillards participent volontiers à leur délire et se laissent emporter par la confusion générale. Comment se préserver ? Comment faire face autrement qu'en fuyant, qu'en répondant par la violence ? Comment passer de la réaction de sens commun à la capacité de soigner ?

Avant d'explorer plus précisément les aménagements et stratégies imaginés par les soignants pour faire face quand même et malgré tout à l'évidence, il nous faut reprendre, en le replaçant dans le contexte de la formation initiale, le phénomène qualifié de traumatisant pour l'élève et le

1. *Ibid.*, p. 64-65.
2. *Ibid.*, p. 65.

jeune soignant découvrant (au sens propre, puisqu'il s'agit bien d'enlever tout ce qui masque, cache et recouvre : vêtements, literie, couches, etc.), lors des soins d'hygiène, la nudité du corps, pur signifiant de la finitude.

Choc et dégoût

La motivation à soigner se fonde sur une relation de soin idéale et flatteuse. L'idéal du moi se nourrit d'un fantasme du pouvoir soignant sous la forme d'un pouvoir sur la mort, qui est conforté par la médiatisation enthousiaste des progrès médicaux et de ce que la recherche médicale promet encore de vaincre. Or les premiers stages des élèves confrontent ces derniers sans ménagement au « pouvoir » de la mort. Au travers des réalités qu'ils révèlent, ces stages représentent dans la formation initiale des soignants une épreuve initiatique déterminante pour leur avenir professionnel.

Mise à l'épreuve du choix de formation

Le choix, largement partagé, des responsables de formation de « faire le premier stage » dans les unités d'accueil et de soins pour personnes âgées est motivé par l'idée que, dans ces lieux, celui-ci est moins difficile qu'ailleurs : il n'y a pas de soins complexes, de manipulations médico-techniques impliquant des connaissances spécifiques qui n'ont pas encore été apprises. L'objectif d'apprentissage porte sur les soins de base, ou *nursing*, comprenant les toilettes, l'aide à l'élimination, à l'alimentation, aux mobilisations : autant d'actions qui ne sont pas jugées très compliquées et qui, normalement, ne sauront être dommageables pour la personne soignée. D'un certain point de vue, ce souci est légitime mais, par ailleurs, il montre le peu de crédit intellectuel et culturel accordé aux soins dits de base en général et à la toilette en particulier. Est-ce uniquement une mesure préventive et pédagogique – l'élève bénéficiant d'une situation idéale pour apprendre à réaliser un soin jugé simple et sans conséquence préjudiciable à la personne soignée – ou faut-il déceler dans cette disposition habituelle une conception tenace réduisant ces activités à un travail commun, nécessaire mais trivial, relevant tout au plus du « bon sens »? N'ayant pas tenté d'approfondir et, surtout, d'élucider ce choix auprès des formateurs, l'interrogation demeure. Toutefois, l'occasion nous fut donnée fréquemment de découvrir un sens plus subtil chez des infirmières, infirmiers ou aides-soignant(e)s relatant l'accueil et l'encadrement des nouveaux élèves.

Nous commencerons par une anecdote racontée récemment par une jeune infirmière participant à un stage de formation continue sur l'encadrement des élèves. Travaillant depuis peu en maison de retraite, elle encadra une lycéenne en stage d'une semaine pour tester ses motivations pour être aide-soignante. Après trois jours de stage, l'infirmière invita la jeune fille à faire une toilette à une personne âgée grabataire. La stagiaire refusa, disant qu'elle ne se sentait pas prête. Elle eut les mêmes réticences et résistances les jours suivants. Alors l'infirmière laissa tomber son verdict : « Si déjà, ça, ça te choque, c'est peut-être que tu n'es pas faite pour ça ! », ce qui non seulement invite à penser qu'il y a bien pire après mais, surtout, indique l'attente des professionnelles qui donnent au premier stage un caractère déterminant et quelque peu définitif. En somme, le premier stage révélerait les motivations et les aptitudes de l'élève bien mieux que toutes les épreuves de sélection imaginées pour le recrutement des élèves. Le premier stage a valeur d'épreuve initiatique ; c'est un passage difficile pour le profane, qui doit mesurer très vite l'ampleur de ce qui lui reste à dépasser et à surmonter pour être admis et reconnu en tant que soignant. Dans le fond, le premier stage est conçu comme une aide au choix professionnel. Dans cette perspective, il vaut mieux qu'il soit le plus éprouvant possible, qu'il soit aux antipodes de l'idéal médico-technique aseptisé et efficace souhaité par l'élève, ce que les soignants savent bien. Le premier stage s'apparente aux pratiques de bizutage, le jeu en moins (si tant est qu'il y en ait dans ces pratiques souvent cruelles). Il en est ainsi d'une tradition de l'apprentissage partagée implicitement par l'ensemble du corps professionnel (formateurs compris), qui se veut sans doute positive et préventive, mais qui n'est pas sans conséquence, comme nous le verrons plus loin. Auparavant, nous tenterons de comprendre ce qui choque, paralyse ou fait fuir, et ce qui précisément doit être surmonté pour s'en sortir.

Signifiants abjects et macabres

« Gros » malades souvent âgés, « grands » polyhandicapés et vieillards séniles sont souvent les premières personnes à être soignées par les nouveaux élèves abandonnés à leur solitude et à leur désarroi face à tant de détresse et de souffrance irrémédiables. Pratiquement, dans l'espace clos d'une chambre ou d'une salle de bains, « envoyés » pour faire leur toilette, les apprentis soignants, découvrant cet autre qui a besoin d'aide et qu'ils souhaitaient soigner, sont confrontés aux souillures (matières fécales, urines), aux plaies putrides du grabataire, aux mutilations et aux marques de la maladie, à la mort qui s'installe sur le corps, à la vie qui s'en va. L'« inimaginable » s'étale devant eux ; ils sont effrayés et terriblement éprouvés par ce qu'ils voient et ce qu'ils perçoivent. S'ils témoignent volontiers, lorsqu'ils se sentent en confiance, du choc, de la peur et de leur impuissance, ils manquent de mots pour expliquer leurs sentiments. C'est encore la production littéraire qui donne des clés pour les comprendre, car, comme le dit Barthes dans sa leçon inaugurale au Collège de France prononcée en janvier 1977, la littérature :

> [...] ne dit pas qu'elle sait quelque chose, mais qu'elle sait *de* quelque chose ; ou mieux : qu'elle en sait quelque chose – qu'elle en sait long sur les hommes[1].

Nous nous limiterons ici à deux œuvres ; dans l'une d'elles, l'auteur décrit les sentiments et les réactions que suscite une grande paralysée (*Thérèse Raquin*, roman de Zola), dans l'autre, une mère opérée d'un cancer abdominal (*Une Mort très douce*, de S. de Beauvoir, ouvrage auquel nous avons déjà plusieurs fois fait référence).

Dans *Thérèse Raquin*, Émile Zola (se réclamant du naturalisme) donne au sentiment de frayeur lié à la vision du corps malade un étayage imaginaire très intéressant. Ici, l'âge est secondaire ; c'est la paralysie assez soudaine de Madame Raquin – survenue après le décès de son fils Camille –, son impotence et son aphasie qui retiennent et horrifient Thérèse et son amant Laurent, qui s'occupent d'elle au quotidien :

> Ils (Thérèse et Laurent) comprirent alors qu'ils n'avaient plus qu'un cadavre devant eux, un cadavre vivant à moitié qui les voyait et les entendait, mais qui ne pouvait leur parler[2].

Même son visage est sans vie – « mou et blafard » – et fait songer au « masque dissous d'une morte ». Aucune vie n'est décelable chez Madame Raquin : « Elle gisait dans un fauteuil comme un paquet, comme une chose... » ; mais cette chose-là épouvante Thérèse et Laurent, leur rappelant sans cesse l'image de la mort qui les hante depuis qu'ils ont commis le meurtre de Camille :

---

1. Roland Barthes, *Leçon*, Paris, Le Seuil, 1978, p. 19.
2. Émile Zola, *Thérèse Raquin*, Paris, Presses Pocket, 1991 ; cf. en particulier le chap. 26.

> Les joues, la bouche étaient comme pétrifiées ; elles gardaient une immobilité qui épouvantait. Lorsque Madame Raquin se laissait aller au sommeil et baissait les paupières, sa face alors toute blanche et toute muette, était vraiment celle d'un cadavre.

Le contraste entre le corps inerte de Madame Raquin, qui présente tous les signes de la mort, et la tenace survivance qui l'habite épouvante le couple qui la côtoie et la soigne. Le contexte dans lequel évoluent les personnages peut avoir majoré ces sentiments, car l'image renvoyée par Madame Raquin renforce voire exacerbe le sentiment de culpabilité et le remords qui tenaillent les amants meurtriers.

Avec le poignant témoignage de Simone de Beauvoir, suivant jour après jour sa mère condamnée par un cancer très évolué, l'image macabre est amplifiée par la vision de plaies déliquescentes suite à plusieurs interventions chirurgicales :

> J'ai vu son ventre ! C'est affreux ! [...] elle pourrit vivante[1].

Au cours des visites qu'elle et sa sœur lui rendent à la clinique, elles surprennent « un visage de moribonde » ou s'effraient de « sa chair pourrissante » et de l'odeur insupportable, suffocante qui remplit la chambre. Là encore, le corps misérable, signifiant de la mort, subsiste effrontément alors que la personne a démissionné de tout, et notamment de la pudeur qui la caractérisait :

> [...] ce corps, réduit soudain par cette démission à n'être qu'un corps, ne différait plus guère d'une dépouille : pauvre carcasse sans défense, palpé, manipulé par des mains professionnelles, où la vie ne semblait se prolonger que par une inertie stupide[2].

Dans ces deux situations mettant en scène des personnes gravement atteintes par une maladie incurable et évolutive, nous constatons chez les témoins la prééminence des représentations macabres que suscite le physique des malades côtoyées dans le cadre de relations familiales. Les uns voient un cadavre ou la mort ; les autres une dépouille ou une simple carcasse signifiant le reste dérisoire et minimal de ce qui a été autre : plein, vivant, humain. L'idée de pourriture répugnante et horrifiante survient chez Simone de Beauvoir du fait des problèmes cicatriciels qui laissent échapper des sérosités purulentes et fétides, mais également en raison d'escarres fessières qui obligent sa mère à faire ses besoins dans ses draps

1. Simone de Beauvoir, *Une Mort très douce*, *op. cit.*, p. 118.
2. *Ibid.*, p. 27.

pour éviter le contact douloureux du bassin. Zola n'a pu imaginer ces détails très réalistes dans la situation décrite de Madame Raquin. Il importait pour lui que cette dernière soit « pétrifiée », sans vie, quitte à oublier ou à méconnaître les problèmes « annexes » de la maladie : les souillures dues à l'incontinence, aux plaies infectées et suintantes, aux traitements, aux maladresses, aux émissions incontrôlables (urines, crachats, excréments, sueur, salive) ; liquides et productions organiques de toutes sortes mélangés au pus de l'infection et au sang qui se répand.

Enfin, dans les deux œuvres, c'est la confusion induite par l'état des malades – ni vivantes, ni mortes ; moribondes ou à moitié vivantes – qui embarrasse les proches, et ils attendent avec impatience un dénouement. L'idée de mort, de finitude, est signifiée à partir de tout ce qui n'est pas normal, du désordre et des dérèglements qui s'étalent malgré tout (les soins, les traitements, les marques d'affection et d'attention), et le fait qu'elle n'arrive pas est incompréhensible. Étrange pour Zola, c'est stupide pour Simone de Beauvoir, mais pour les deux, vertige et panique sont au plus près de la limite, de la chute de l'autre attendue mais imprévisible et, sans aucun doute, irrémédiable et irréparable – tension douloureuse et vision effrayante : « sacrée épreuve » !

Sacrée épreuve aussi pour les convives de la scène tirée de l'œuvre de Hamsun. Ils sont répugnés par le spectacle des deux vieillards aux « mains infectes », aux visages « barbouillés de graisse » qui étalent leur gâtisme sans aucune retenue. Ils sont comme « deux morts sortis d'une tombe ». Et, argument important donné par l'auteur, certains d'entre eux, malgré l'horreur du spectacle, s'abandonnent et se laissent prendre au « jeu » de la sénilité servant ainsi la décrépitude.

Les témoignages transmis par la littérature permettent d'éclairer la réaction de choc, de frayeur et de dégoût dont les élèves soignantes et soignants ont largement fait état au retour de leurs premiers soins de toilette. Les soins d'hygiène ont la particularité, par rapport à beaucoup d'autres, de tout dévoiler : les souillures de toutes sortes, les mutilations, les odeurs, les membres ankylosés, déformés, décharnés ou hideusement œdématiés. Sans autre but que celui de nettoyer et de rendre propre, de revenir à l'acceptable, mais toujours à recommencer, même parfois à peine terminé, ils sont confrontés, dans le cadre des soins aux personnes grabataires et âgées, à l'abject et au dégoût. C'est essentiellement une expérience du laid, du sale, du mal, du macabre à travers une épreuve de la réalité brute et choquante.

On connaît le rapport établi par l'anthropologie entre le corps et l'impur, la mort, grâce notamment à l'étude de Mary Douglas sur la souillure et l'essai philosophique de Julia Kristeva sur l'horreur et l'abject. Le corps est imparfait. Il produit des déchets, souille, pollue ; ce qui dégoûte, bouleverse et inquiète l'humain épris d'absolu, de beauté et d'ordre :

> [...] ce qui sort du corps, de ses propres orifices, marque l'infinitude du corps propre et suscite l'abjection[1].

ou, comme le dit Mary Douglas, les déchets corporels sont « symboles de danger et de pouvoirs[2] ». Ils défient le vœu d'immortalité, signent le mouvement vie-mort. Pour y échapper ou l'oublier, le corps est éduqué, maîtrisé, purifié. Les rituels éducatifs rassurent en séparant le propre du sale, le bien du mal, en mettant de l'ordre, et leurs symboles inspirent confiance.

La maladie grave, qu'elle soit mentale ou physique, les pathologies dégénératives dérèglent la maîtrise acquise du corps et rendent la personne dépendante des autres. Ces derniers, malgré leur souhait de soigner et d'aider, sont traumatisés par les scènes dans lesquelles ils sont impliqués dans l'ici et maintenant de l'autre et dans le soi à venir. Le jeune soignant, lors de ses premiers stages, affronte souvent l'impensable dans lequel il se projette douloureusement, telle cette ethnologue s'aventurant dans un hospice de vieillards dans le cadre d'un travail de recherche :

> Sans l'avoir prémédité j'avais commencé ma visite par la salle des démentes. Toutes se cristallisaient en une seule image, celle d'une vieillarde nue sur son lit, une chemise blanche encore accrochée à un bras, maigre, édentée, quelques cheveux gris, elle marmonnait des choses avec un sourire vide, bougeait légèrement et promenait ses mains sur son corps d'un mouvement lent en se barbouillant de ses excréments. Rien ne me séparait, moi femme, de cette image du futur[3].

Les soins d'hygiène surexposent chez la personne âgée ou gravement handicapée la défaillance et soulignent la vulnérabilité, car elle porte sur elle les marques de l'inéluctable. Ces expériences balaient d'un seul coup les certitudes et les protections, mettant en pleine lumière ce qu'il ne vaut mieux pas voir et savoir ; le soignant qui travaille en institution en souffre,

---

1. Julia Kristeva, *Pouvoirs de l'horreur. Essai sur l'abjection*, Paris, Le Seuil, 1980, coll. « Points Essais », 1980, p. 127.
2. Mary Douglas, *De la souillure. Essai sur les notions de pollution et de tabou*, Paris, La Découverte, 1992, p. 136.
3. Michèle Dacher, « Histoire de Louise », in *L'Intime*, revue *Autrement*, 1986.

il est constamment confronté à la finitude, à l'évocation de la mort qu'il frôle, toujours à la limite :

> Mort évoquée, mort réelle seront la préoccupation constante du soignant[1].

Dans les situations de dépendance due à des maladies ou des traumatismes invalidants, l'émotion est tout aussi importante sinon plus pour le soignant qui découvre le corps mutilé, déformé et impotent car, comme le souligne avec force R. Murphy, le corps de l'infirme est pour les valides « ...une éventualité terrifiante[2] ».

Face à cette réalité, comment se préserver ? Quelles solutions pour satisfaire le désir de soigner en protégeant de la mort et, dès lors, pouvoir se confronter sans cesse à sa réalité ?

Les moyens de s'en sortir

Ce qui fait problème, c'est d'avoir à assumer une certaine image de la mort et, peut-être plus largement, du bouleversement phénoménal d'un ordre établi qui prend ici la forme d'une idéalisation très largement soutenue et encouragée par la société. Les soignants sont les héros de la médecine moderne engagée prioritairement dans la lutte contre la maladie et la mort, donnant à celle-ci une image confuse et irréaliste, la rendant ainsi improbable.

Ce cadre culturel disparaît de la logique de la relation de soins qui implique une confrontation brutale à la réalité biologique du corps malade, vieilli, mortifié, immobile, incontinent. L'abject, l'horreur peuvent alors réduire à néant les motivations humanistes d'aide par le soin donné à celui qui ne le peut plus lui-même. C'est le choc et l'ébranlement des certitudes et idéaux initiaux.

Les solutions personnelles

Le désengagement

Les sentiments éprouvés par les élèves lors de leurs premières toilettes sont dans le fond très comparables à ceux de l'entourage de Gregor : effets de terrible surprise, choc, frayeur et une certaine forme de fuite. Si l'élève ne peut pas fuir physiquement, sous peine de s'exposer à une sanction de

---

1. Élisabeth David, « La Souffrance des soignants en gériatrie », *Revue de l'Infirmière*, octobre 1990.
2. Robert Murphy, *Vivre à corps perdu*, *op. cit.*, p. 165.

la communauté soignante (comme nous l'avons vu plus haut[1]), d'autres formes de désengagement s'observent assez fréquemment, allant de la protection personnelle immédiate, mais calculée, qui consiste à être là et à faire, tout en se déconnectant de la réalité difficile à supporter :

> J'ai fait ma toilette sans penser à rien du tout.

à la décision sans appel quant à l'avenir professionnel :

> Jamais je ne travaillerai en maison de retraite !

en passant par la réaction psychosomatique courante lors des premières expériences de stage, depuis le simple malaise jusqu'à l'évanouissement. Ce dernier « moyen », interprété souvent comme un signe de faiblesse, une fragilité constitutive révélatrice d'une inaptitude, peut provoquer chez certains élèves une remise en cause profonde de leur idéal personnel et de leur projet professionnel.

Julia Kristeva situe l'évanouissement dans l'effacement de la limite qui protège « la condition de vivant ». Amenée à visiter une morgue, elle s'évanouit :

> [...] je contemple l'effondrement d'un monde qui a effacé ses limites – évanouissement. Le cadavre vu sans Dieu et hors de la science est le comble de l'abjection. Il est la mort infestant la vie. Abject. Il est un rejeté dont on ne se sépare pas, dont on ne se protège pas ainsi que d'un objet. Étrangeté imaginaire et menace réelle, il nous appelle et finit par nous engloutir[2].

Le cadavre, mais aussi le déchet, l'ordure sont de l'autre côté de la limite. S'y confronter directement par expérience fortuite ou motivée est traumatisant car soudain le monde culturel, symbolique, est balayé par le réel. Tout s'effondre, c'est le vide : évanouissement. Incarnée dans le cadavre, séparée des constructions mythiques ou de l'art qui la sublime, la mort incite à la mort. Il ne reste plus qu'à s'évanouir ou fuir ou combattre pour une vie meilleure ou croire à un au-delà accueillant. Penser, s'étourdir dans le vivant et pour l'éternité et, surtout, oublier et ne rien dire, ne pas « ça » voir.

La loi du silence

En somme, chacun fait comme il peut. C'est un problème personnel qui donne en général lieu à une solution personnelle. On n'en parle pas ou peu.

---

1. Cf. p. 110.
2. Julia Kristeva, *Les Pouvoirs de l'horreur*, *op. cit.*, p. 11-12.

X, élève infirmière de première année, qui s'est évanouie lorsqu'elle a pénétré dans une salle de bains où une aide-soignante douchait une personne âgée grabataire, s'en inquiète. Devant ce qu'elle estime être une réaction grave, elle doute de ses aptitudes et cherche à être rassurée auprès d'une infirmière enseignante à qui elle rapporte l'incident le jour même. Cette démarche n'est pas fréquente. Le plus souvent, comme pour Gregor dans *La Métamorphose*, la loi du silence s'observe pour le vécu choquant. Il est indicible ou difficile à communiquer, et si certains s'y risquent pour se rassurer, ils sont souvent déçus. Une élève raconte que la vision des personnes âgées grabataires à qui elle a dû faire la toilette l'a « complètement affolée », et elle a eu besoin d'en parler avec les infirmières du service :

> J'ai été obligée d'en parler, je ne pouvais pas garder ça pour moi. On m'a dit : tu t'y feras... je m'y suis faite !

Il n'est pas ou rarement possible d'en parler. L'aide se réduit, comme dans ce cas, à un pronostic laconique d'accommodation du jeune soignant – avec le temps, au prix d'un sacrifice non élucidé, que ce soit pour le soignant ou pour le soigné. La gériatrie est assez représentative de cette difficulté, mais d'autres lieux de soins privés du « rempart de la technicité », comme le souligne Élisabeth David[1], exposent au même problème. L'investissement dans le champ médico-technique soutient la motivation du soignant, qui en espère toujours un résultat gratifiant. À l'écart du « temple moderne » de la médecine, le soignant en gériatrie (discipline en marge le plus souvent, qui n'a pu trouver sa propre spécificité et raison d'être), témoin et acteur de l'intolérable et de l'échec, « [...] se sent mauvais, avec des mauvais malades, des locaux vétustes. Tout est vieux[2]. » Et l'essentiel pour survivre dans ces conditions extrêmes, c'est :

> Ne pas penser,
> Ne pas se penser,
> Ne pas exister[3].

Le silence autour du vécu douloureux de certaines relations de soins résulte de cette philosophie de vie, et c'est sans doute à ce prix que la jeune élève qui voulait en parler et déroger à la règle s'y fera. Mais, dans

1. « La Souffrance des soignants en gériatrie », art. cité.
2. *Ibid.*
3. *Ibid.*

le fond, c'est sur la culpabilité qui se développe à la place vide de sens et de valeurs éthiques que le silence s'installe comme une chape de plomb.

La difficulté d'en parler se remarque aussi en formation à l'école, donc après coup. Tout d'abord, l'élève se réfugie derrière les stéréotypes commodes mais insipides qui sont un obstacle au travail de formation. Il se donne le beau rôle en parlant de ses devoirs de soignant, du bien-être et du confort apportés à la personne soignée par son enthousiasme rayonnant de douceur et sa jeunesse stimulante. De cet idéal, la réalité dérangeante est exclue ou refoulée. Il faut comprendre que le vécu intime est en un premier temps indicible, narcissiquement impensable sans doute, mais agissant sûrement pour toujours comme un traumatisme irréparable. Il y a au fond comme une sorte de réaction d'orgueil dans le fait de ne pas parler de ce qui est peut-être considéré comme une faiblesse et une limite du pouvoir soignant infligée par la réalité. Il faut du temps pour dépasser l'offense narcissique, la déception ou la culpabilité, pour pouvoir être soignant en concevant les limites données par les réalités du soin et pour assumer une certaine image de la mort et être capable d'accompagner celui qui se meurt tout en restant vivant. Cheminement chaotique et tumultueux dépendant de la disponibilité et de la capacité empathique de l'environnement humain.

Mais, en appui à ce travail personnel du soignant, l'institution elle-même va fournir un cadre de valeurs et de références culturelles qui vont orienter et légitimer les investissements nécessaires et attendus de lui.

Les appuis institutionnels possibles

Au cours de sa recherche personnelle de moyens pour se protéger d'une réalité trop éprouvante, l'élève va trouver au niveau de l'institution de soin, reconnue par la société, un ensemble de données culturelles et sociales que celle-ci produit et entretient et qui sera déterminant dans son travail défensif, garantissant en même temps son intégration à l'organisation. En effet, le rôle des institutions

> [...] est de *panser* la blessure narcissique, de circonvenir l'angoisse du chaos, de justifier et de maintenir les coûts identificatoires, de soutenir les fonctions des idéaux et des idoles[1].

Mais les institutions sont souvent traversées de turbulences dues à leurs excès, ou encore à leurs crises, leurs contradictions, et ce qui les caracté-

1. René Kaës, « Réalité psychique et souffrance dans les institutions », in *L'Institution et les institutions. Études psychanalytiques*, Paris, Dunod, 1987, p. 3-4.

rise à un moment donné est toujours complexe, même si des valeurs dominantes peuvent être repérées. C'est autour d'elles que le travail de formation va opérer chez les jeunes soignants à la recherche d'intégration et d'identité. Nous parcourrons brièvement les valeurs et références culturelles qui ont marqué l'institution de soin, principalement pour leur impact chez les infirmières, et nous aborderons les tendances qui se dessinent, car même si elles sont encore marginales, elles peuvent soutenir des idéaux fragiles, ou en générer.

La place des valeurs chrétiennes face à la mort et à la maladie

Dans *Le Hussard sur le toit*, Jean Giono décrit ainsi Manosque, sinistrée par une épidémie de choléra :

> La ville ne remuait que comme un moribond. Elle se débattait dans le propre égoïsme de son agonie. Il y avait sous les murs des rumeurs sourdes comme de muscles qui se détendent, de poumons qui se vident, de ventres qui se débondent, de mâchoires qui claquent[1].

Il évoque une nonne disgracieuse, âgée et plutôt rustre mais qui, au milieu du désespoir, de la démission, de l'égoïsme de tous, s'affaire obstinément dans une activité répétitive : du matin au soir elle lave les morts qu'elle cherche partout dans la ville. Elle « approprie » ses « clients », morts du choléra, maculés d'immondices, torturés par les coliques, jaunis par la fièvre, asséchés par la soif. Au bel et jeune Angelo, intrigué par ce qui lui semble tout d'abord inutile et dérisoire, elle explique avec rudesse qu'il importe que les morts soient propres pour la résurrection. Sinon :

> Quand ils se dresseront avec leurs cuisses merdeuses [...] quelle figure ferai-je devant le Seigneur ? Il me dira : « Tu étais là et tu savais ; pourquoi ne les as-tu pas nettoyés ? » Je suis une femme de ménage. Je fais mon métier[2].

S'occuper des morts, les traiter dignement, même dans l'horreur totale, est une question de conscience et de paix envers soi-même. Et, au-delà de la menace divine qui paraît être déterminante dans son engagement, la nonne, en rendant sa dignité à l'être humain même mort (et peut-être surtout mort), accomplit un acte de vie, car pour elle la mort est un passage. C'est le message que Giono laisse au travers de ces quelques pages étonnantes, à l'instar de l'ensemble de cette œuvre. Il montre la nonne souriante, contrairement à tous les survivants atterrés et désespérés,

1. Jean Giono, *Le Hussard sur le toit*, Paris, Gallimard, 1995, coll. « Folio », p. 207.
2. *Ibid.*

investie dans des actes simples qui font partie du quotidien, des actes de vie. Arrivant dans une famille qui ne comptait plus que des morts et des agonisants, elle commence par moudre le café et, dans une autre, au milieu des gémissements, de la puanteur, des souillures, elle demande des draps propres, ce qui provoque la surprise et des réactions animées.

Les valeurs du christianisme ont fondé, par le biais de l'institution de l'Église, des pratiques de soins féminines orientées sur la prise en charge de la misère et de la souffrance humaines. En soignant les hommes pauvres, infirmes, malades, abandonnés, la religieuse témoignait de sa compassion et de son extrême amour pour le Christ qui a su souffrir pour le bien des hommes. Portée par ce dessein, convaincue de son destin d'élue du Christ, assurée de son Salut, la religieuse peut affronter l'horreur, la mort qui frappent les hommes et se consacrer au soulagement de leurs peines, comme le rappelle au début de ce siècle la Société Française de Secours aux Blessés Militaires :

> Ce pauvre, qu'est-ce donc sinon l'image de Jésus souffrant ? Notre infirmière ne l'oublie pas car elle est chrétienne, [...] avec quel respect, quel amour ne se penchera-t-elle pas sur ces plaies suppurantes, sur ces ulcères saignants et fétides [...]. Non, il n'est plus de dégoût, plus de répugnance possible, plus de choix à faire pour le cœur chrétien qui s'incline ainsi de son plein gré, sur l'humanité douloureuse[1] !

Pour M.-F. Collière, cette valorisation des soins, qui ne peuvent se concevoir que s'il y a « une dégradation physique ou sociale, altération, perte d'intégrité pour que les soins deviennent nécessaires...[2] », est à l'origine d'un appauvrissement des pratiques de soins élaborées et mises en œuvre par les femmes dans les sociétés de tradition orale.

Il faut attendre le début du siècle pour que l'institution hospitalière, encore très marquée par le pouvoir religieux, évolue sous la pression des valeurs édifiées sur le triomphe de la Raison et les pouvoirs de la science. La formation des infirmières, voulue par les médecins qui avaient grand besoin de collaboratrices capables d'appliquer les traitements en toute sécurité, de surveiller les malades efficacement, s'est inspirée pendant longtemps encore du modèle donnée par la religieuse, et les infirmières ont puisé leurs forces et leurs motivations dans le courant des valeurs chrétiennes dont elles se sentaient les héritières naturelles.

---

1. Cité par Pierrette Lhez, *De la robe de bure à la tunique pantalon*, Paris, InterEditions, 1995, p. 90.
2. Marie-Françoise Collière, *Promouvoir la vie*, *op. cit.*, p. 65.

De l'idéal religieux à l'idéal médical : dévaluation des soins de base

Le lien entretenu par les femmes soignantes avec le spirituel à travers l'institution de l'Église est définitivement rompu dans les années 1970. Le mouvement de libération de la femme, la vulgarisation des connaissances en sciences humaines, la démocratisation de l'enseignement conjugués à l'extension des pratiques médico-techniques conduisent les infirmières à se détacher de tout ce qui rappelle l'idéal chrétien fondateur du rôle reconnu aux femmes soignantes dans la société. Avoir la vocation, se sentir appelée, se consacrer aux malades deviennent des motivations ridiculisées et mal vues. La formation se réclame de la science, qu'elle soit médicale ou humaine. Les infirmières sont fortement séduites par le modèle médical et les promesses de pouvoir et de gratification qu'il affiche. La vraie « soignante », c'est l'infirmière technicienne qui se réalise pleinement dans les services de pointe et la chirurgie, phares des établissements hospitaliers devenant les véritables piliers de la santé publique pour tous. Les autres catégories de soignants sont secondaires et souvent méprisées : infirmiers et infirmières psychiatriques, aides-soignantes, infirmières scolaires ou d'entreprise… Le courant de revalorisation des soins de base et du « rôle propre infirmier », directement connecté à l'affirmation d'une autonomisation, soutenu par le déferlement des modèles de soins nords-américains tout en se parant des signes de la scientificité, pénètre mal le milieu infirmier. Ce point sera développé dans le dernier chapitre de ce livre.

Face au succès de la médecine moderne, les soins de base perdent de leur intérêt et sont relégués au rang d'une activité triviale, nécessaire sans doute, mais banale. Les sciences humaines (psychologie, anthropologie) auraient pu donner à cette particulière relation de soin au corps, pour les soins d'hygiène notamment, une dimension professionnelle fondée sur des savoirs reconnus et utiles pour éclairer la pratique. Mais, globalement, ni les professionnelles ni les formateurs n'ont su à partir des concepts et théories de sciences humaines produire les savoirs professionnels permettant de concevoir une véritable formation. Dans ce contexte d'hégémonie de la technique médicale, les aides-soignantes, héritières des soins de base – du *nursing* –, ont toujours eu le sentiment d'être des « sous-infirmières » qui devaient se contenter de travailler dans l'ombre des médecins et infirmières. Dans ces conditions, la relation au corps souillé, mutilé, etc. n'a de sens que si elle s'inscrit dans une prise en charge médico-technique qui la légitime. Hors de ce cadre, non seulement elle n'a pas de sens mais, en plus, elle signe l'échec de la médecine. Malades inguérissables, vieux déments, infirmes sont les « mauvais malades » pour qui les soins donnés se résument essentiellement à l'hygiène et, à travers la toilette, au rapport au sale et aux souillures. Abject bien sûr.

Autrement dit, si la référence médico-technique suffit à résoudre l'équivoque relationnelle provoquée par la confrontation à la nudité du malade, elle ne suffit pas à rassurer et à aider lorsque les soins d'hygiène sont donnés aux personnes séniles, grabataires, grands handicapés, malades gravement mutilés ou arrivés au stade terminal d'une maladie.

Vers une reconnaissance des difficultés de la relation de soin ?

En même temps que se développe le pouvoir médico-technique, avec le risque de réduire l'homme à sa dimension biologique, sont soulevées les questions sur le sens de la vie, la dignité humaine, les limites de l'intervention médicale... L'éthique biomédicale s'élabore au carrefour du pouvoir médical d'intervention technique sur le corps et de l'aliénation qui risque d'en découler. De l'humanisation des hôpitaux et de la relation de soins, qui prend naissance au début des années 1970, à la création par décret, en 1983, du Comité National Consultatif d'Éthique pour les Sciences de la Vie et de la Santé, tout un mouvement de recherche oriente la pratique médicale et, plus généralement, soignante vers plus d'attention à l'homme sujet de soins, en la balisant de principes intangibles comme le droit pour chacun de savoir, le droit de disposer de son propre corps, le droit de décider, le droit d'être respecté et d'être traité dignement. Toute une production réglementaire largement diffusée (code de déontologie, règles professionnelles, chartes : du malade hospitalisé, de l'enfant hospitalisé, de la personne âgée) incite les soignants à engager une réflexion éthique au quotidien et à agir en conséquence pour le bien des personnes soignées.

Ainsi, les problèmes posés aux soignants lors de relations de soins éprouvantes, comme c'est le cas dans les situations évoquées tout au long de ce chapitre – d'autant plus lorsqu'elles se réduisent au *nursing* sans contre-partie d'investissement médical à visée curative –, pourraient être « réglés » par une réponse éthique. En somme, la relation de soins, qui ne pouvait plus, pour la plupart des soignants, se justifier ni s'expliquer en référence aux valeurs chrétiennes, exacerbée par l'emprise du médical sur l'homme, trouve un nouvel étayage dominé par la sacralisation de l'homme, ce que Simone Weil énonce comme une évidence quelque peu déconcertante :

> Il y a dans chaque homme quelque chose de sacré, mais ce n'est pas sa personne. Ce n'est pas non plus la personne humaine. C'est lui, cet homme, tout simplement[1].

Et c'est peut-être cela que Giono imagine chez Angelo, épris de liberté et de vie qui, sans la peur du Maître Suprême auquel se soumet la nonne, s'engage dans la toilette mortuaire des victimes du choléra, tout simplement parce que ce sont des hommes. Ignoré de tous, il s'adonne à cette tâche abjecte, totalement gratuite, et il en éprouve une sorte de fierté personnelle et de bonheur incomparables :

> On ne peut m'accuser d'affectation. Personne ne me voit et ce que je fais est parfaitement inutile. Ils pourriraient aussi bien sales que propres. On ne peut pas m'accuser de chercher la croix. Mais ce que je fais me classe. Je sais que je vaux plus que tous ces gens qui avaient des positions sociales, à qui on donnait du « monsieur » et qui vont jeter leurs êtres chers au fumier. L'important n'est pas que les autres sachent et même reconnaissent que je vaux mieux : l'important est que moi je le sache. Mais je suis plus difficile qu'eux. J'exige de moi des preuves incontestables. En voilà tout au moins une[2].

En quelques années, une réflexion éthique s'est imposée à tous les professionnels des soins dans les cursus de formation, de l'étudiant en médecine à l'élève aide-soignant. Sans doute encore trop réservée aux sujets impliquant en premier lieu les médecins (l'expérimentation, la procréation artificielle, les transplantations d'organes, l'euthanasie, l'acharnement thérapeutique, le sida, les cancers, etc.), elle risque ne pas être d'un grand secours pour aider les soignants exerçant en gériatrie, avec des grands malades chroniques, des arriérés profonds, des polyhandicapés ayant essentiellement besoin de soins de base encore trop souvent considérés comme triviaux et ne méritant pas à ce titre une grande attention. Cependant, c'est un mouvement qui pénètre, par extension, tous les milieux de soins et interpelle les soignants dans leur pratique au quotidien tout en proposant des cadres méthodologiques pouvant soutenir une réflexion d'équipe, aider la prise de décision et accompagner le changement.

---

1. Citée par Claire Ambroselli, *L'Éthique médicale*, Paris, PUF, 1998, coll. « Que sais-je ? ».
2. Jean Giono, *Le Hussard sur le toit*, *op. cit.*, p. 203.

Le renouveau d'une éthique soignante n'est pas la seule tentative de réponse aux problèmes des relations de soins difficiles. L'article d'Elisabeth David[1], présentant la synthèse d'une recherche menée en milieu de soins gériatriques, est révélateur d'un mouvement naissant, initié par des psychologues (comme l'auteur) qui s'introduisent de plus en plus dans les unités de soins. De fait, en quelques années, les signifiants sur le thème des difficultés de certaines relations de soins se multiplient. « La souffrance des soignants » est maintenant une expression courante et une idée partagée. L'éprouvé du soignant est révélé et parlé. Le soignant, invité à dire ce qu'il vit dans « les groupes de paroles » n'est plus seul avec sa culpabilité, son désarroi. Françoise Giraud reconnaît dans les groupes de paroles une fonction de soutien des soignants qui peuvent par ce moyen exprimer

> par la parole et également parfois les larmes ou la colère, leur angoisse, leur tristesse, leur culpabilité, leurs peines, leurs déceptions, leur sentiment d'échec[2].

Pour cet auteur, il est clair que ce qui est au centre des groupes de paroles, c'est la souffrance des soignants confrontés à la mort et à l'impossible guérison. Exprimer verbalement son ressenti, livrer ses émotions, rendre compte de ses difficultés relationnelles en situation de soins, échanger avec les autres personnes du groupe, se sentir écouté et compris : c'est là la base d'un travail sur soi qui pourra enrichir la relation de soin et la rendre meilleure. Dans ces conditions, la « philosophie » des groupes de paroles est à l'opposé des principes qui ont régi la formation des soignants, car ceux-ci

> [...] ont été formés et ont accepté d'entrer dans un rôle professionnel qui leur demande d'être forts, voire de ne pas ressentir les émotions.

La pratique des groupes de paroles (même si elle est encore essentiellement rattachée aux unités de soins palliatifs) témoigne explicitement de l'importance des épreuves subies par le soignant confronté à la mort et à sa propre impuissance, et des conséquences sur la relation de soin si aucun sens n'est donné à ce vécu. Ainsi, la loi du silence s'effrite quelque peu. Récemment, un congrès de professionnels[3] ne craignait plus de s'« attaquer » à un des tabous les plus résistants dans les mentalités : la violence dans les soins. Sujet impensable il y a seulement quelques années.

---

1. « La Souffrance des soignants en gériatrie », art. cité.
2. Françoise Giraud, « Les Groupes de paroles », *Revue JALMAV*, n° 42, septembre 1995.
3. Les Journées d'ISIS, Issy-les-Moulineaux, 5-6-7 mars 1997.

Ce double mouvement dans le paysage des pratiques soignantes actuelles est l'indicateur d'une évolution sensible des mentalités. D'aucuns voient dans la prise en compte de l'aspect éthique dans la relation de soin une mode et dans les groupes de paroles et autres techniques d'aide aux soignants l'emprise des « psys ». Quoi qu'il en soit, à travers ces deux courants, qui s'entrecroisent souvent, c'est la difficulté d'un savoir-être sans faille qui est dévoilée et reconnue. La relation de soin est éprouvante et, dans certaines conditions, elle est source d'abus, de violences, de démission, de fuite... C'est dans le vide laissé par le déclin de l'idéologie chrétienne qui a étayé jusqu'à l'époque moderne la relation de soin, ainsi que dans le pouvoir ambigu de la médecine, repoussant la mort physique mais générant de la dépendance au système de soin, que la dimension de l'homme malade, soigné, s'impose à travers l'éthique, mais aussi et surtout à travers ce qu'il représente pour le soignant et provoque de peur, d'angoisse, d'impuissance, donc de culpabilité, de troubles, de souffrance et, parfois, de rejet, d'indifférence et de violences.

Les incidences sur la formation de ces courants novateurs sont faibles, car ils sont relativement nouveaux, et les conséquences pratiques peu développées. De plus, ils s'opposent à une résistance du système de soins resté très lié aux pouvoirs de la médecine curative et qui fascine les jeunes soignants en quête d'une identité valorisante et sécurisante, ce que la formation dépendante de ce système conforte malgré quelques tentatives sans grands effets.

Au-delà de l'hygiène, vers une relation de soin créative ?

Le soignant accomplissant des soins d'hygiène est contraint de voir, sentir, toucher le corps de la personne soignée. Dans cette confusion des espaces intimes de l'un et de l'autre, surtout lorsque l'intervention médicale n'a qu'une visée palliative, les phénomènes de souillures et d'altération corporelle menacent l'idéal de la relation de soins. Les jeunes soignants, désarmés, sont particulièrement sensibles à cette rencontre très perturbante. Le choc dont ils témoignent dans certaines conditions, suite à leurs premières expériences de toilette des personnes âgées notamment, est à la mesure de l'effroi provoqué par la découverte de désordres évocateurs de la finitude. En découvrant la personne soignée, c'est-à-dire en mettant à nu le corps pour les soins d'hygiène, les jeunes soignants réalisent en quelque sorte une « monstration » impitoyable du corps, objective et crue, qui se retourne contre eux en les menaçant à double titre : elle leur projette un devenir et annonce les limites du pouvoir soignant.

Ces révélations, refoulées par les soignants, trouvent un écho dans les œuvres littéraires se rapportant à la maladie incurable, la paralysie, les difformités, les démences. Le détour par la littérature n'a pas pour but essentiel d'apporter des preuves et arguments concordants avec l'hypothèse avancée, mais de s'y retrouver dans les excès, les déconcertantes évidences et les idées fulgurantes que seul l'écrit permet. En fait, les ouvrages cités permettent d'élucider les réactions communes dans les situations décrites ci-dessus et fournissent les prémisses cliniques à une anthropologie de la relation humaine, ouvrant ainsi la voie à une production de sens que la culture soignante, murée dans le silence de l'impuissance coupable, ne facilite pas. Enfin, cette réflexion rendue possible par le miroir de la littérature conduit à ouvrir le chemin qui sépare sans doute le profane, comme les parents de Gregor (Kafka), les proches de Madame Raquin (Zola), l'entourage des vieillards séniles (Hamsun) et autres témoins (Simone de Beauvoir) confrontés à ce qui n'est a priori pas pensable, du professionnel qui doit pouvoir s'engager quelle que soit la situation dans une relation de soin à l'autre désirant être reconnu jusqu'à son ultime souffle. Cette capacité – créative au sens que lui donne Winnicott, c'est-à-dire en lien avec le sentiment que la vie vaut la peine d'être vécue[1] – ne peut s'élaborer et devenir effective s'il n'a pas dépassé sa peur, sa culpabilité et son envie de fuir ou s'étourdir dans une « pure » relation médico-technique, au risque d'oublier l'homme ou la femme qu'il est chargé de soigner.

Véritables épreuves initiatiques, les premières relations de soins d'hygiène confrontent le soignant novice, mu par son seul idéal, à une réalité cruelle et terrifiante. Expérience traumatisante, car rien n'est caché, tout est vrai, froid et sans échappatoire : il faut voir, sentir, toucher et tenter de ne pas se laisser prendre par le réel et, finalement, se taire. La comparaison avec l'épreuve initiatique s'arrête là car, à l'inverse de celle-ci, il n'y a aucune fierté à avoir surmonté cette épreuve, et il n'est pas certain que l'identité soignante se construise sur ces expériences. À moins que celles-ci puissent être travaillées et élaborées, ce qui nécessite de concevoir un cadre de formation approprié.

---

1. D.W. Winnicott, *Jeu et réalité (l'espace potentiel)*, Paris, Gallimard, 1975 ; cf. notamment le chap. 5.

Mais, plus sûrement, c'est dans les lieux où la médecine et la chirurgie déploient leur arsenal médico-technique et montrent toute l'étendue de leurs savoirs et de leurs pouvoirs que les jeunes soignants vont renouer avec leurs idéaux, car ils trouvent là les appuis solides et cohérents qui soutiennent au mieux leurs motivations.

5

La toilette : découverte du corps et dévoilement de la personne soignée

> Ivan Ilitch se mit à faire sa toilette. Lentement, avec de nombreuses pauses, il se lava les mains, le visage, les dents, il se peigna et se regarda dans la glace. Il eut peur en se voyant, surtout lorsqu'il remarqua comme ses cheveux plats étaient collés sur son front pâle. Quand il changea de chemise, sachant qu'il aurait bien plus peur encore s'il apercevait son corps, il ne le regarda pas.
>
> Léon Tolstoï, *La Mort d'Ivan Ilitch*, Paris, Le Livre de Poche, 1969, p. 232.

Après un détour du côté des jeunes soignants qui nous a conduit à explorer leur implication émotionnelle dans la réalisation de leurs premières toilettes, nous allons revenir à la personne soignée. Plusieurs fois, dans les chapitres précédents, nous avons fait allusion à certaines préoccupations majeures de cette dernière se manifestant pendant les soins d'hygiène, et c'est ce sujet qui va constituer l'essentiel du texte qui suit. En effet, si les remarques relatives aux pratiques institutionnelles d'hygiène, nécessairement différentes des habitudes personnelles de chacun, ne font pas état de désagréments importants, car la plupart des personnes soignées s'adaptent plutôt bien aux usages et contraintes de l'institution de soins, et si l'intrusion du soignant dans leur espace intime ne provoque pas de réaction très probante, il n'en est pas de même pour ce qui a trait aux perceptions dépendant de la découverte du corps au cours de la toilette.

À l'occasion de la toilette, le corps est dénudé, touché, mobilisé, porté, palpé. De multiples stimulations touchent la personne : tactiles, kinesthésiques, visuelles, olfactives. Elles renvoient des perceptions, des sensations – tout un ensemble de signifiants à la fois recherchés et redoutés par la personne soignée qui impose, à sa manière et prudemment, ses préoccupations dans la communication qu'elle cherche à établir avec le soignant chargé de la toilette. Pour ce dernier, il s'agit de faire face à cette attente souvent insistante qui s'insinue dans le cours des gestes et activités que, de son côté, il s'évertue à rendre insignifiants et banals.

Ainsi, la relation de toilette instaure, de par ses effets émotionnels (confusion des espaces personnels, rapport à l'intime, face à face prolongé) et sa banalisation institutionnelle, une situation d'entretien informelle dans laquelle la communication est en général soigneusement mesurée et maîtrisée par chacun des protagonistes. Derrière le traditionnel et presque insolent : « Bonjour ! Comment ça va ? » lancé par le soignant, qui inonde en même temps la chambre et son occupant de la lumière crue du jour, se noue, à la faveur d'une relation inhabituelle, tout un jeu complexe et subtil au cours duquel chaque acteur cherche à faire valoir ou à préserver ses intérêts.

La perception du corps au centre de la relation de toilette

Tous les soignants se souviennent de scènes douloureuses et tragiques au moment de certaines révélations irrévocables – même dans le cas d'un résultat prévu et annoncé –, comme une amputation, un traumatisme facial, une stomie, une hémiplégie, etc. Dans les situations plus ordinaires ou moins aiguës, il n'est pas rare d'être interpellé par des remarques, des gestes et des regards plus ou moins explicites sur les effets de la maladie, d'un accident ou de la vieillesse constatés sur le corps dénudé inlassablement sollicité au cours des multiples opérations que nécessitent le lavage, le change, l'habillage, le coiffage, le rasage, le maquillage et l'installation. Que la personne soignée choisisse de ne pas voir, comme Ivan Ilitch, par peur de ce qu'elle va découvrir, ou qu'elle se livre, subrepticement ou ouvertement, à un examen de son corps, le teste, essaie un bras, un pied, etc. pour se rendre compte… et savoir ce qu'il en est, le corps représente, en tout état de cause, son centre d'intérêt. Les propos qu'elle tient témoignent, à travers de multiples manières de dire, de l'importance souvent primordiale qu'elle attache à ses constats et à son ressenti.

La toilette n'est pas le seul acte révélateur des atteintes du corps. La réalisation d'un pansement, par exemple, peut montrer plus clairement encore l'ampleur d'une mutilation, d'une cicatrice… Mais la toilette est constituée d'un ensemble d'actions qui font que la personne soignée prend conscience de ses capacités antérieures, perdues momentanément ou définitivement et, en même temps, ébranlent les assurances narcissiques et vitales menacées par toute atteinte du corps. Dans un sens, la toilette, par les nombreuses stimulations qu'elle occasionne, induit un de ces moments privilégiés, identifiés par David Le Breton[1], qui rappellent le corps à la conscience.

Les réflexions des personnes soignées induites par l'examen du corps dénudé au cours des soins d'hygiène confirment largement ce point de vue théorique. L'analyse quantitative de la thématique dégagée à partir de ces données montre une nette prédominance de tout ce qui a trait aux effets et marques de la maladie ou de la vieillesse et une fréquence élevée des préoccupations sur le devenir.

Ainsi Émilien, 84 ans, au stade terminal d'un cancer de l'œsophage, cachectique, sur le point de partir dans un autre centre hospitalier, dit aux infirmières qui lui font sa toilette : « Je crois que je ne reverrai pas Saint-Antoine (sa commune) ». Peu après, il se palpe les cuisses et lance avec dépit, mais non sans humour :

> Tellement je suis gras, comme un cent de clous !

Marcel, âgé de 85 ans, atteint d'anémie chronique, supporte mal sa nouvelle hospitalisation pour une transfusion. Il fait mal le deuil de sa jeunesse, de sa virilité et de sa force de séduction, qu'il incarne encore dans une majestueuse beauté. Lors de la toilette, il s'indigne avec colère (ce qui était un comportement habituel chez lui) en regardant et frappant son corps :

> Quand je vois ça... ! J'avais des cuisses comme un jeune homme de 20 ans !... et les mollets !...

Madame S., 84 ans, en maison de retraite depuis plusieurs années, tient particulièrement à sa douche hebdomadaire, par souci de propreté et de dignité. Dans une ambiance sereine, elle attend pendant les préparatifs ; assise sur une chaise, une serviette posée sur ses épaules, elle se regarde, passe lentement ses mains sur sa poitrine et dit avec nostalgie :

– J'avais de si gros seins, ils s'en vont...
– Ils s'en vont..., reprend le soignant (un infirmier), sur un ton à peine interrogatif.
– Ils s'en vont avec moi..., je suis vieille.

Après avoir raconté ses espiègleries de jeune paysanne intrépide, Madame S., qui a des difficultés à se mettre debout et, plus encore, à marcher, dit, au moment de se rendre sous la douche :

1. David Le Breton, *Corps et sociétés. Essai de sociologie et d'anthropologie du corps*, Paris, Librairie des Méridiens, 1985.

> J'étais plus alerte quand j'étais jeune..., on ne peut pas avoir été et être.

Une dizaine d'infirmières interrogées sur cette situation reconnaissent la fréquence élevée de remarques faites sur le corps pendant la toilette ; elles-mêmes rapportent des exemples qui confirment cette observation. D'une manière générale, infirmières et élèves supportent mal le dépit, l'amertume et parfois l'agressivité manifestés lors des toilettes par les personnes âgées confrontées à leur image impitoyable : « Je suis moche », « Si vous croyez que je suis belle », « Mes seins tombent mais je n'ai plus à plaire »... (propos rapportés par une élève infirmière dans son travail de fin d'études).

Dans tous les cas, la personne associe, de façon plus ou moins directe, le signifiant corporel qui l'a marquée à l'idée de finitude, comme dans cet exemple imagé (prestation écrite d'élève infirmière) :

> Regardez-moi, je suis moche, tout tombe en ruine comme le toit de ma maison, *je pars petit à petit* comme elle, on a le même âge.

En somme, la situation de toilette déclenche des stimulations génératrices d'une attention spécifique qui donne lieu à des propos ambigus et gênants troublant plus ou moins l'action en cours. Mais, anecdotiques, amusants, sympathiques, ils se glissent dans l'ambiance mouvementée qui caractérise les soins d'hygiène, au point de se résorber dans l'ensemble des déchets de la toilette : eaux usées, linge sale, propos indésirables ou sans intérêt. Car leurs auteurs « en profitent » pour transmettre la conscience qu'ils ont de leur fin, soulignant, à leur manière, la relativité de l'investissement soignant. Qu'il s'agisse du désespoir d'Émilien, qui rattrape par un trait d'humour quelques instants de détresse mal contenue ; de la colère de Marcel, qui fustige son état avec véhémence devant les infirmières qui l'aident à faire sa toilette ; ou encore de la nostalgie poétisée par Madame S., qui voit sa vie s'en aller à travers ses seins ; tous évoquent leur mort.

Les inquiétudes, les regrets, plus que la maladie elle-même, sont constamment évoqués ; le corps est le sujet privilégié qui ponctue le discours des personnes âgées au moment de la toilette. Découvert, mobilisé, manipulé, le corps, en quelque sorte surexposé lors des soins d'hygiène, intensifie le rapport de soi à soi en tant qu'il donne des preuves pour alimenter les spéculations existentielles que la maladie, la dépendance ne manquent pas de susciter. Il n'est pas rare que, une fois dénudée, la personne s'observe, se touche, se palpe, comme le montrent les quelques exemples cliniques rapportés.

Nous retrouvons cette tendance à l'auto-examen décisif dans *La Mort d'Ivan Ilitch* de Tolstoï. C'est en s'examinant minutieusement qu'il comprend la gravité de son état et sa fin prochaine. Il est terrassé par les effets sur son corps de la maladie, qu'il minimisait jusque-là. C'est son beau-frère qui, ne l'ayant pas vu depuis longtemps, n'a pu malgré tous ses efforts cacher un regard pourtant bref qui « révéla tout [de son état] à Ivan Ilitch ». Ce dernier, une fois seul

> [...] ferma la porte à clef et se mit à s'examiner dans la glace, de face d'abord, puis de profil. Il prit un de ses portraits où il avait été photographié avec sa femme, et le compara à son visage dans la glace. La différence était énorme. Ensuite il se mit ses bras à nu jusqu'aux coudes, les examina, abaissa les manches, s'assit sur le divan et devint plus sombre que la nuit[1].

Plus tard, alors qu'il procède à sa toilette avec l'aide de son domestique, il se regarde dans la glace après s'être peigné et a peur en se voyant. À bout de forces après avoir été levé pour faire ses besoins sur la chaise percée :

> [...] il se laissa tomber dans un fauteuil et se mit à regarder avec terreur ses mains nues décharnées et dont les muscles se dessinaient nettement[2].

Pour tout un chacun, les soins du corps déclenchent et favorisent une attention pour son corps mis à nu. En cas de maladie, de traumatisme, d'intervention chirurgicale, la force d'attraction du corps prend un relief particulier où se mêlent le désir de voir et le besoin d'être rassuré. Mais aussi, en s'examinant, la personne va essayer de renouer avec des sensations perdues ou perturbées par la maladie ou l'inaction. Car la maladie modifie les perceptions, même en dehors de toute atteinte directement neurologique, en hypertrophiant généralement la perception du corps. Ce phénomène est rapporté par S. Verdun et M. Rouvière[3], qui relatent le cas d'une personne qui disait, suite à un accident, qu'elle avait perdu la main alors qu'il s'agissait « seulement » de la dernière phalange de l'index. On trouve aussi dans le témoignage laissé par Simone de Beauvoir la description de gestes chez sa mère pour s'assurer de la normalité de son visage suite à des sensations étranges liées à la maladie et à ses conséquences :

---

1. *La Mort d'Ivan Ilitch*, *op. cit.*, p. 212-213.
2. *Ibid.*, p. 224.
3. « Corps et objet, corps, sujet, corps médiateur d'une relation », *Soins Psychiatrie*, n° 20, juin 1982.

D'un air appliqué, elle portait sa main à son visage ; elle vérifiait son nez, sa bouche : j'avais l'impression que mes yeux étaient au milieu de mes joues et mon nez, de travers, tout en bas de ma figure. C'est curieux...[1].

David Le Breton souligne l'importance de moments particuliers qui rendent à l'homme la conscience de son corps, car celui-ci, hors ces moments finalement privilégiés :

[...] est maintenu dans la vie sociale sous un éclairage clair-obscur qui escamote le sentiment de sa présence. Pivot de l'insertion humaine dans le tissu du monde, le plus souvent son existence est « oubliée », soustraite à l'attention jusqu'au moment où il offre une résistance, où il provoque le sentiment d'une limite. Ce sont ces moments de lucidité qui éclairent le corps avec le plus d'intensité. C'est l'excès seul qui paraît devoir le faire émerger à la conscience : douleur, fatigue, maladie, etc. mais aussi bien sûr le plaisir, la tendresse, la sexualité ou encore la menstruation, la gestation, c'est-à-dire des moments privilégiés, inhabituels, chargés d'émotion[2].

L'homme menacé par la maladie a besoin de savoir, de vérifier ce qui se passe en lui, et c'est le regard porté sur son corps, substrat de sa présence au monde, qui va lui donner des indications sur son état. C'est un besoin prioritaire, vital, qui conduit au comportement égocentrique ayant pour point de fixation la maladie et rendant le reste secondaire : les habitudes de vie, la pudeur et le besoin d'intimité. L'homme souffrant, menacé par la maladie, un traumatisme, va évaluer ses capacités, pronostiquer ses chances, réajuster ses projets... Pour l'homme malade ou proche de la mort, la toilette est un de ces moments privilégiés qui vont contribuer à savoir où il en est. Le soignant chargé de la toilette est pris à témoin de ce constat traduit de différentes manières.

Des manières de dire ce qui est perçu et compris

L'humour pour faire part de ses préoccupations

Se voir comme « un cent de clous » ou comparer ses mollets à ceux d'un jeune homme quand on a plus de quatre-vingts ans donne à sourire. Ce sont là des boutades, des plaisanteries, très fréquentes pendant les toilettes. L'auto-examen du corps dénudé peut en être la cause. Il est d'autres cas où ce sont les demandes du soignant déterminées par les besoins du soin

---

1. Simone de Beauvoir, *Une Mort très douce*, *op. cit.*, p. 83.
2. David Le Breton, *Corps et sociétés*, *op. cit.*, p. 20.

qui sont détournées par le soigné pour faire valoir ses préoccupations sous la forme de jeux de mots, comme dans les observations suivantes.

Lors de l'installation dans le lit, après la toilette qu'elle venait de faire, l'infirmière dit à Philippe, 77 ans, hospitalisé pour une hématémèse sévère :

> Vous allez vous remonter maintenant.

Ce dernier répond :

> J'en aurais bien besoin de me remonter !

Et pour Marcel, le vieillard coléreux déjà présenté, la demande rituelle faite au début de la toilette en montrant les deux gants de toilette :

> C'est lequel le gant du haut ?

est l'occasion d'affirmer solennellement :

> Bientôt il n'y aura plus de haut et plus de bas !

Émilien, atteint d'un cancer de l'œsophage évolué, qui ne se faisait plus d'illusion sur son devenir, « piège » les deux infirmières bavardant sur les nouveaux dessus de lit dont le service venait d'être doté ; il coupe cette belle entente (sans doute un peu déplacée) en lançant : « Ça conserve ! », donnant avec cette forme d'humour noir un nouveau signe de son désarroi.

Même si les allusions à la mort prédominent, ces quelques messages, dans le fond, peuvent ne pas être pris au sérieux et ils prêtent tout au plus à sourire. Cependant, on sait que l'humour est une forme ambiguë de communication qui donne à entendre un message apparemment dérisoire et sympathique pour faire passer un sentiment grave. Pour Freud, l'humour résulte d'un mécanisme complexe inconscient[1]. L'humour est utilisé par certaines personnes comme une stratégie permettant d'échapper aux contraintes et aux tourments de la réalité. Ainsi, l'humoriste se place au-dessus de la manifestation émotionnelle imposée par la réalité. C'est une façon d'affirmer son invulnérabilité, c'est un « triomphe du narcissisme[2] ». L'humour est un des nombreux mécanismes de défense dont l'homme use pour faire face à la réalité décevante et frustrante.

---

1. Sigmund Freud, « L'Humour », appendice, *in Le Mot d'esprit et ses rapports avec l'inconscient*, Paris, Gallimard, 1974, coll. « Idées ».
2. *Ibid.*, p. 402.

L'humour

défie ; il implique non seulement le triomphe du moi, mais encore du principe de plaisir qui trouve ainsi moyen de s'affirmer en dépit de réalités extérieures défavorables[1].

Freud l'attribue au pouvoir du surmoi qui compense l'impuissance du moi face à une réalité difficile à supporter ou à admettre. Le surmoi, qui dérive de l'instance parentale et la représente, « s'efforce par l'humour à consoler le moi et à le préserver de la souffrance...[2] ».

Inutile de s'étendre sur la psychologie du malade humoriste, du malade qui plaisante, car chacun sait qu'« il ne faut pas s'y fier » et que, souvent, « ça cache quelque chose » (de l'angoisse, du désarroi). La psychanalyse voit dans l'humour une manière de s'imposer et d'exister avantageusement à un moment donné, en montrant sa lucidité. Il est par ailleurs probable que la relation d'un homme malade avec une femme soignante favorise l'émission de messages humoristiques dans le but d'impressionner cette dernière, alors que la demande de soin institue de fait un rapport de dépendance. Peut-être faut-il voir aussi dans l'utilisation de cette stratégie une pratique culturelle caractéristique d'une éducation où parler de soi (sauf pour confesser ses fautes) n'était pas très encouragé et considéré communément comme un signe de faiblesse. La réponse infirmière, qui en somme prend le malade humoriste au mot en riant ou en souriant, est conforme à l'effet recherché. L'humour suscite le rire ou le sourire, c'est tout, même si l'infirmière a bien saisi et compris le message. Le résultat est un jeu de dupes, car chacun sait ce qu'il évite, sans l'avouer.

Le recours aux métaphores et autres figures pour parler de son état de santé

Au cours de la toilette, les personnes n'ont pas souvent de propos directs sur leur maladie ou, plus généralement, leur état de santé. C'est à travers des évocations figurées, en revanche fréquentes, liées aux perceptions et sensations du corps découvert, touché et manipulé, que des connaissances et sentiments sont transmis. Cette forme de communication illustrative permet de faire l'économie d'une argumentation et d'un questionnement hasardeux.

Tiens, le voilà le chiendent, ce loup là-dedans !... Il s'en va pas comme ça !

---

1. *Ibid.*, p. 402-403.
2. *Ibid.*, p. 408.

La colère envers ces intrus que sont le « loup » et le « chiendent », provoquée par la toux, a permis à Marcel de donner forme à sa maladie. Or, alors que son anémie devenait de plus en plus difficile à compenser et constituait donc une préoccupation médicale majeure, les images qu'il utilise représentent une séquelle de bronchite probablement plus facile à imaginer que l'anémie.

Plus complexe est ce cas rapporté par un élève infirmier perplexe ; il s'occupait d'un homme traité pour un cancer pulmonaire dans lequel celui-ci voyait la réincarnation de son grand-père, Gaston, décédé depuis longtemps. À l'élève qui lui faisait sa toilette et lui demandait comment il allait, il répondit : « Oh, cette nuit, Gaston m'a laissé tranquille », et une autre fois, après une mauvaise nuit : « Gaston a été infernal, je n'ai pas dormi de la nuit. » Quelle histoire intime était à l'origine de cette curieuse personnification ?

La maladie en tant que menace ou atteinte à l'intégrité corporelle et à la sécurité personnelle va favoriser toute une production figurée, symbolique, dans laquelle, souvent, les animaux mythiques, au cœur des peurs enfantines, retrouvent un pouvoir fabuleux, comme le rend bien l'extrait suivant tiré d'*Aracoeli* d'Elsa Morante. Alors qu'il est jeune garçon, éperdu d'amour pour sa mère, le narrateur voit dans la maladie de cette dernière une espèce d'animal monstrueux qui s'installe insidieusement dans la maison et vient troubler leur tendre union :

> L'été revenait : cependant que s'était introduite dans notre maison une présence animalesque, invisible, qui de jour en jour en prenait possession. Le matin, surtout, dans l'air lourd des chambres, l'odeur s'en manifestait, une sorte de souffle douceâtre et fermentant. Et une obscure alarme en suggérait presque la silhouette, sinueuse, gîtant dans les coins pour nous épier, ou errant de son pas inquiet et mou entre nos pieds. On avait même l'impression de distinguer sa peau léopardée et son museau vorace qui sortait de dessous les meubles. Et moi, bien qu'incapable de la percevoir, pourtant, en quelque sorte – peut-être à travers mes pores – j'en ressentais l'espèce indistincte, telle une intrusion bestiale, innommée, qui magiquement (à des intervalles de moins en moins rare) s'incorporait à Aracoeli[1].

Ici, l'enfant se construit peu à peu l'image d'un agresseur monstrueux, mi-reptile, mi-fauve, qui a choisi sa proie ; d'abord installé dans la maison, il finit par s'introduire dans sa mère pour la tourmenter sans répit. Le garçon reconnaît promptement l'ennemi, pourtant sournois et silencieux.

---

1. Elsa Morante, *Aracoeli*, Paris, Gallimard, 1984, coll. « Folio », p. 357-358.

Plus tard, alors que l'entourage veut croire à une guérison, lui, il perçoit à la moindre altération du regard de sa mère : « ...une sorte d'avertissement infime – son hôte implacable et familier – revenu ici pour la menacer sans rémission[1]. »

En fait, la métaphorisation de la maladie est un phénomène courant, comme le montre Susan Sontag dans son étude du discours autour de la tuberculose au dix-neuvième siècle et pendant la première partie du vingtième et, plus récemment, à propos du cancer. À travers la littérature, mais aussi les écrits à caractère scientifique, elle constate une propension à évoquer la maladie au moyen d'images qui vont lui donner une forme et évoquer une manière d'agir en l'homme, comme s'accrocher, ronger, mais qui sont aussi capables d'envoûter, d'attirer, voire de fasciner, comme ce fut le cas de la tuberculose au siècle dernier. S. Sontag voit dans cette tendance l'aveu d'une faiblesse humaine face à l'inexplicable et à la mort inévitable. La métaphorisation outrancière de ces deux maladies dévoile « ...nos attitudes superficielles à l'égard de la mort, nos angoisses en matière de sentiment...[2] ». Donner une forme, une représentation à la maladie ou à ses conséquences relève de stratégies qui visent à rassurer en délimitant et en nommant, et, par conséquent, permettent aussi de parler de soi.

Cette hypothèse est retrouvée chez François Laplantine dans son étude sur la relation de l'homme occidental à la maladie. Au cours de l'enquête qu'il effectue auprès de malades dans les salles d'attente de médecins, il remarque la fréquence de ce phénomène, qu'il relève par ailleurs dans de nombreux récits romanesques à caractère autobiographique (Proust, Camus, Gide, Céline, etc.). Schématiquement, la maladie s'installe chez la personne à son insu, l'envahit ou la possède après l'avoir attaquée, mordue ou blessée. Selon ce « modèle étiologique exogène » dominant dans toutes les cultures, « l'individu est [...] avec sa maladie dans un rapport d'extériorité », ce qui a pour avantage d'innocenter en quelque sorte le malade en lui reconnaissant un statut de victime face à un agresseur reconnu. Sous cette forme, la maladie qui survient :

> [...] est toujours *l'Autre absolu* et la désignation puis la localisation de l'intrus permet de séparer l'agresseur de l'agressé, le coupable de la victime, l'autre de soi-même[3].

---

1. *Ibid.*, p. 406.
2. Susan Sontag, *La Maladie comme métaphore*, Paris, Le Seuil, 1979, p. 105-106.
3. François Laplantine, *Anthropologie de la maladie*, Paris, Payot, 1986, p. 89.

La représentation figurée de la maladie s'apparente donc à une stratégie visant à innocenter le malade, victime impuissante d'une force extérieure. De plus, la pénétration du corps par un élément extérieur facilite l'objectivation de l'agent causal et fonde par conséquent l'espoir de pouvoir s'en débarrasser.

Plus généralement, les images utilisées pour parler de la maladie rejoignent la fonction de toute représentation étudiée par la psychosociologie, qui est celle d'une connaissance pratique à propos de quelque chose qui nous intrigue, qui reste flou ou qui fait obstacle à notre sécurité. La connaissance apportée par cette construction concrète :

> [...] vise essentiellement à maîtriser notre environnement, comprendre et expliquer les faits et les idées qui meublent notre univers de vie ou y surgissent, agir sur et avec autrui, nous situer à son égard, répondre aux questions que nous pose le monde [...] En d'autres termes, c'est une connaissance pratique[1].

L'élaboration de représentations en rapport avec l'état corporel affecté n'est pas uniquement réservée aux soins d'hygiène ; mais la toilette, plus que tout autre soin, a pour conséquence de surexposer et d'éprouver globalement le corps, « pivot de l'insertion humaine dans le tissu du monde[2] », et, de ce fait, elle révèle ses limites, ses faiblesses ou ses trahisons. Le constat qu'elle impose, les incertitudes et les inquiétudes qu'elle ravive sont transmis sous forme d'images en lien avec l'histoire personnelle qui reflètent la conception que la personne a de sa maladie, de son état, et traduisent ce qu'elle sait et a compris de sa situation ou de son devenir. En l'absence de « preuve » objective, la représentation métaphorique reste une façon de circonscrire ce qui échappe et ne pourrait sans cela être dit. Mais si l'objet de la maladie est isolé et donné au malade, comme le font encore certains chirurgiens, il est gardé comme un objet précieux, du moins un certain temps, et presque vénéré, comme en témoigne le cas ci-après relevé après une aide à la toilette.

Madame B., 63 ans, institutrice à la retraite, a été opérée d'une cholécystectomie il y a deux jours. Après avoir été aidée pour sa toilette par une élève aide-soignante, et alors que celle-ci lui prépare un fauteuil, Madame B., sans rien dire de ses intentions, fait le tour de son lit avec peine, car elle souffre encore. Elle ouvre le tiroir de sa table de nuit et sort le flacon qui contient les calculs biliaires responsables de son hospitalisation. Sans

---

1. Denise Jodelet, « Représentations sociales : phénomène, concept et théorie », *in* Serge Moscovici, *Psychologie sociale*, Paris, PUF, 1984, p. 357.
2. David Le Breton, *Corps et sociétés, op. cit.*, p. 130.

dire un mot, le visage grave, elle tend le flacon d'un geste cérémonieux et nous invite du regard à venir nous rendre compte de ce qu'elle juge sans aucun doute très important. Les calculs extraits du corps objectivent le mal qui a provoqué sa maladie, et il suffit de regarder pour comprendre et situer Madame B. ici et maintenant ; les paroles et les images ne sont plus vraiment nécessaires. Mais la durée de la toilette, une certaine relation de complicité entre cette ancienne institutrice et la jeune élève soignante ont probablement favorisé ce comportement démonstratif, qui n'est cependant pas rare dans de telles circonstances.

Les représentations de la maladie transmises à l'occasion de la toilette sont des messages qui indiquent pratiquement le rapport de tout un chacun à sa maladie, ses handicaps, son âge. La maladie peut être l'intrus, l'ennemi, l'agresseur à travers l'image du loup, du chiendent, de la bête immonde ou du grand-père mystérieux. En désignant le mal, en lui donnant une forme, le malade simplifie sans doute, mais il affirme en même temps son besoin d'intégrité physique et son désir de vie, puisqu'il fonde ainsi l'espoir de pouvoir être débarrassé du mal qui l'a pénétré et le menace. C'est une attitude défensive active, car elle permet de s'insurger, de se mettre en colère, etc. et, surtout, d'en parler pendant la toilette.

Sur un autre plan, les figures montrent l'inquiétude à propos d'un amaigrissement alarmant, rendu par « le cent de clous », ou le besoin de partager avec quelqu'un le sentiment de sa mort qui approche et dont les seins « partis » témoignent dans un genre poétique.

L'ambivalence des sentiments

Dans l'ensemble des messages émis par les personnes soignées au cours de leur toilette, une troisième forme d'expression a été identifiée sous la forme de propos ambivalents, contradictoires. Parmi toutes les personnes observées dont il est question dans ce livre, trois en particulier ont montré une attitude ambivalente pendant le soin : les malades arrivés au stade terminal d'un cancer, et dont la durée d'hospitalisation a été de plusieurs semaines. Tous avaient été admis plusieurs fois dans le service auparavant. De séjour en séjour, ils avaient été confrontés à l'évolution de leur maladie mais, à chaque fois, leur sortie, même dans un état fragile et précaire, avait contribué à soutenir leurs espoirs. Comme les précédents, les messages ci-après sont brefs et occasionnels ; ils s'étayent sur la demande d'un soignant, sur l'observation du corps, ou sur une des multiples stimulations provoquées par les soins d'hygiène mais, à la différence des boutades ou des images sur la maladie ou l'état de santé, qui toutes deux se suffisent à elles-mêmes, les messages dont il est maintenant question comprennent deux parties successives et contradictoires dans le fond.

L'observation de Marie, 65 ans, arrivée au stade terminal d'un cancer du foie, est assez typique de cette attitude. Pour elle, le temps était venu de choisir entre respirer ou parler, du fait d'une volumineuse ascite, d'où la rareté de ses propos et le calcul des sollicitations de la part des infirmières pour ne pas la fatiguer, puisque la toilette aggravait inévitablement l'insuffisance respiratoire. Au moment de lui changer sa chemise, constatant que le moindre effort lui est impossible, Marie dit d'une voix faible et triste :

> Je ne serai plus jamais comme avant… je voudrais guérir.

Et, quelques secondes plus tard, observant l'infirmière qui vérifie la perfusion qui aurait pu se désadapter après les difficultés du change, elle reprend :

> On peut tout me faire, pourvu qu'on me guérisse.

La première partie du message montre son réalisme (elle est décédée quelques jours après cette observation). Elle a compris où elle en est et ne se fait apparemment plus d'illusions. Or elle enchaîne presque aussitôt sur un vœu insensé à l'adresse des soignants, en précisant son entière disponibilité pour obtenir sa guérison. Un peu plus tard, toujours au cours de la toilette, un dialogue sympathique s'établit avec les deux infirmières, intéressées par le pittoresque de sa vie passée (elle est d'origine gitane). Tenant manifestement à parler de sa vie et de sa volonté de sédentarisation, elle laisse échapper :

> J'ai même fait faire une tombe, tout est prêt.

Aussitôt après cet aveu de réalisme, qui ressemble à une forme de lapsus, elle rattrape la situation (qui a d'ailleurs quelque peu désemparé les infirmières) en rajoutant :

> Enfin, c'était pour ma pauvre mère

annulant ainsi la proposition précédente et sauvant tout le monde de l'embarras.

Ivan Ilitch, outre l'angoisse qui s'empare de lui lorsqu'il constate les marques de la maladie sur son corps, est en proie à des sentiments contradictoires dès qu'il apprend sa maladie. Il se laisse bercer par l'illusion d'une guérison alors qu'il se sait définitivement entraîné dans la mort :

> Dès le début de sa maladie, à partir du moment où Ivan Ilitch était allé pour la première fois chez le docteur, sa vie intérieure s'était scindée, passant alternativement du désespoir et de l'attente d'une mort affreuse et incompréhensible, à l'espérance et à l'application de toute son attention au fonctionnement de ses organes. Tantôt il ne songeait qu'à son rein et son intestin qui se refusaient temporairement à accomplir leur devoir ; tantôt il n'avait plus devant les yeux que cette mort atroce, incompréhensible dont rien ne pouvait le sauver[1].

L'ambivalence des sentiments, du comportement constatée chez tous ces malades est à relier à leur situation. Atteints d'une maladie incurable, ils ont conscience de la proximité de leur mort et savent qu'ils vivent leurs derniers jours. Ils sont arrivés au stade critique, irrémédiable, que les soins de toilette accentuent, et font des efforts désespérés pour contourner la réalité – c'est Émilien, qui s'en détache au plus vite en s'activant sur son rasage et des détails futiles, mais qui y reviendra encore sous forme d'humour noir plus tard ; c'est Marie, qui la nie alors qu'elle est rattrapée par une forme de lapsus révélateur ou qui s'illusionne encore sur le pouvoir soignant ; enfin, c'est Ivan Ilitch, qui se persuade d'un pouvoir thérapeutique à condition de se concentrer sur ses organes malades en les visualisant, espérant une résolution au spasme et à l'occlusion qui le conduisent à la mort. De même, Simone de Beauvoir, aux côtés de sa mère agonisante, constate son comportement obstiné qui consiste à nier la réalité ou à l'ignorer dans ce poignant passage :

> Je la regardais. Elle était là, présente, consciente, et complètement ignorante de l'histoire qu'elle vivait. Ne pas savoir ce qui se passe sous notre peau, c'est normal. Mais l'extérieur même de son corps lui échappait : son ventre blessé, sa fistule, les ordures qui s'en écoulaient, la couleur bleue de son épiderme, le liquide qui suintait de ses pores ; elle ne pouvait pas l'explorer de ses mains presque paralysées et quand on la soignait, sa tête était renversée en arrière. Elle n'avait plus demandé de miroir : son visage de moribonde n'existait pas pour elle. Elle reposait et rêvait, à une distance infinie de sa chair pourrissante, les oreilles remplies du bruit de nos mensonges et toute entière ramassée dans un espoir passionné : guérir[2].

Ces comportements contradictoires et ambigus des malades (mais aussi de leur entourage) sont souvent constatés par les soignants sur qui, dans ces moments de finitude trop réels, se dirigent l'espoir et le besoin de réassurance. La toilette souligne la réalité d'une histoire qui s'achève en

---

1. Léon Tolstoï, *La Mort d'Ivan Ilitch*, *op. cit.*, p. 244.
2. Simone de Beauvoir, *Une Mort très douce*, *op. cit.*, p. 109.

donnant de multiples signes qui révèlent les altérations et les insuffisances du corps. En même temps, la solution pour s'en sortir consiste à s'investir dans la production de vivantes illusions que la présence du soignant, sans doute, permet ou favorise. C'est une forme de déni de la réalité qui n'a d'autre but que de se protéger et de se défendre face à l'insupportable, l'inacceptable.

La toilette, une occasion pour tenter de parler de soi

Le discours sans suite du soigné

Fréquemment, les soins d'hygiène sont présentés par les soignants comme l'occasion idéale pour mieux connaître la personnes soignée. La durée particulièrement longue de cet ensemble de soins, conjuguée à un effet de bien-être et de confort résultant de la toilette, favoriserait une communication plus riche et plus intime susceptible de fournir des données utiles à la compréhension de la personne et de ses problèmes de santé, permettant d'élaborer un projet de soins plus adapté à ses habitudes de vie et à son contexte social. La toilette est propice à la verbalisation des sentiments, autrement non exprimés par la personne soignée. Mais c'est le plus souvent un message elliptique qui se suffirait presque à lui-même ; un « parler pour soi » en quelque sorte.

La confrontation aux effets de la maladie ou de la vieillesse sur le corps, que les soins d'hygiène dévoilent inexorablement, suscite des réflexions, des remarques qui jaillissent spontanément à la faveur des opérations en cours car, dans ces moments-là, la personne est centrée sur elle-même, ici et maintenant. La toilette donne l'occasion de faire le point sur soi et fait émerger des préoccupations existentielles majeures, même si elles sont exagérées, dramatisées, voire parfois tout à fait irrationnelles. Le rapport au corps est prépondérant et essentiel. La maladie ou le traitement en tant que tels ne participent pas directement de ce moment particulier d'observation ; la maladie est un concept, un objet intellectuel qui nécessite un rapport au savoir reconnu au moyen d'une concentration et d'une écoute intentionnelle (explication donnée par un médecin ou une infirmière lors d'un entretien par exemple). On s'arrête pour parler de la maladie, d'un traitement ou d'un projet de réinsertion. Pendant la toilette, on prend conscience des conséquences de la maladie ou de l'âge, et on le dit avec humour au moment où il faut lever le bras, se tourner ou lorsqu'on constate son extrême maigreur alors qu'on savonne ses cuisses décharnées ; et si on réveille la bête responsable de ces misères, on parle d'elle ou on la fustige sans se gêner ; ou encore on peut glisser côte à côte, sans sourciller, au gré du temps qui s'écoule lentement, ses perceptions les plus réalistes et ses illusions les plus folles.

Mais les propos qui résultent de cet auto-examen se présentent sous forme de messages ambigus, flottants et sans suite, qui ne semblent pas s'adresser précisément aux interlocuteurs présents : infirmières ou aides-soignantes, ces dernières ne les prenant d'ailleurs que rarement en considération pour repenser les soins.

La face cachée de la demande

Le terme de message pour désigner les remarques faites par les personnes soignées est plus ou moins adapté, car rien n'indique, dans la plupart des propos, l'intention formelle de transmettre quelque chose aux soignants qui sont là pour faire la toilette. Ces derniers, susceptibles de les intercepter, sont libres d'en faire ce qu'ils veulent. Parler de ce qui affecte, inquiète (ce que le corps découvert et stimulé aggrave), se fait de manière indirecte ou prudente, sans en avoir l'air et en gardant la face par l'humour, les interprétations métaphoriques de la maladie, ou bien en effaçant un surplus de réalisme par une attitude moins gênante ou plus « positive ».

C'est comme si le malade, à la faveur des soins d'hygiène, tentait quelque chose d'inconvenant – quelque chose qui ne doit pas se faire – et, s'en apercevant, se ravisait avant qu'il ne soit trop tard. La relation de soins de toilette autoriserait-elle ce que la relation médecin-malade déterminée par le discours médical ne permet pas ?

Pour Jean Clavreul, il n'existe pas, chez le médecin, d'écoute du malade ni d'intérêt pour une communication autres que ceux qui ont pour objectif de le renseigner sur le symptôme de la maladie, et encore se méfie-t-il des symptômes dits subjectifs qu'on lui a appris à reconnaître et à classer à part :

> Le « vrai malade » pour le médecin étant celui qui est porteur d'une symptomatologie non flottante mais inscrite dans son corps et inscriptible dans le savoir médical[1].

Le malade, estime Clavreul, à partir du moment où il fait une demande de prise en charge médicale parce qu'il a besoin de soins et espère une guérison, sait en général ce que le médecin attend de lui, et il est dans son

1. J. Clavreul, *L'Ordre médical*, *op. cit.*, p. 154.

intérêt de s'y conformer dans la situation de dépendance où il se trouve (comme celle de l'enfant vis-à-vis de sa mère) :

> Le malade ne peut ignorer que c'est à partir du discours médical qu'il sera écouté. Aussi sa demande s'organise en fonction de ce qu'il sait et croit savoir de ce qui pourra être entendu et retenu de la part de l'homme de science[1].

Mais la face cachée de la demande qui se formule sur un problème objectif et acceptable recèle toujours le désir de jouissance « retrouvée de son propre corps[2] » ; c'est là le propre de l'humain :

> Tout ne se réduit pas à une problématique du besoin, et ce dont le sujet témoigne plus profondément dans sa demande, c'est de son manque à être, de sa recherche inlassable de l'objet qui serait susceptible de combler son manque[3].

Pour Clavreul et, plus généralement, la psychanalyse, le seul discours sur la souffrance provient de celui qui souffre. Discours subjectif qui s'élabore sur son histoire affective. Ce discours-là ne peut avoir de sens dans le discours médical scientifique qui s'est construit sur le principe d'exclusion du malade en tant que sujet.

> De cette souffrance, le médecin ne veut et ne peut rien savoir. La souffrance se nomme dans le discours médical douleur, ou oppression, ou fièvre, etc. Elle n'existe pour le médecin que comme un *symptôme* c'est-à-dire en tant qu'elle est formulable dans les signifiants constituants d'un syndrome ayant place dans la nosologie. [...] Ce qu'il dit est toujours de l'ordre de ce « 33 » qu'il doit répéter à haute voix pour que le médecin, à l'auscultation, évalue la « pectoriloquie »[4].

Pendant la toilette, les propos tenus par les malades sortent du cadre médical qui réglemente en quelque sorte une communication conventionnelle. C'est comme si la situation permettait que ce qui doit rester tu et maintenu aux frontières de l'institué se signale malgré tout par quelques pirouettes à peine dérangeantes et si peu impertinentes. C'est *soft*, sympathique, amusant et rassurant pour tout le monde. La toilette, même si elle est réalisée en milieu médical, n'est pas à proprement parler un soin médical. C'est sans doute à la faveur de la confusion de cette relation de soin très particulière que la personne soignée, affectée par ce qu'elle voit et comprend de son état, va quand même signaler ses sentiments sous une

1. *Ibid.*, p. 152.
2. *Ibid.*, p. 151.
3. *Ibid.*, p. 149.
4. *Ibid.*, p. 152.

forme édulcorée montrant sa capacité d'autocontrôle qui tend à tout ramener à une communication « normale » et acceptable.

Des attentes plus que des demandes…

L'entretien informel pendant les soins d'hygiène n'est pas banal. Partant de la situation de sollicitation du corps pour répondre aux besoins d'hygiène, il témoigne des préoccupations existentielles de la personne soignée qui les dévoile prudemment dans un langage et des attitudes subtils n'interpellant pas directement le soignant et ne l'obligeant pas à répondre. Les propos émis peuvent être considérés comme dérisoires ou dépourvus de sens, mais aussi comme une manière de se parler pour soi. Dans l'ensemble, ce sont les remarques en rapport avec « soi » qui sont les plus pathétiques et les plus troublantes, et elles prennent une place bien plus importante que les possibles désagréments dus aux perturbations des habitudes de vie et le malaise occasionné par une atteinte à la pudeur et à l'intimité, dont nous avons relativisé la portée dans les chapitres précédents.

Mais, vu cette centration sur soi – qui relève de l'égocentrisme typique engendré par une maladie, un accident, et probablement par toute forme de dépendance aux autres –, les soignants se sentent-ils destinataires des attentes (plus que des demandes) que de tels propos expriment ? Et peuvent-ils s'en saisir ? Parfois, ils les entendent et y répondent, mais comme cela sera abordé après, ils vont le plus souvent tenter d'éviter une implication qui pourrait s'avérer périlleuse et préférer s'employer à remettre de l'ordre dans ces égarements curieux qui n'ont pas de sens pour eux – ou qui sans doute en ont trop.

6

La relation de soins d'hygiène : quand la personne soignée perturbe l'ordre établi

> […] la vie se retire à chaque fois que l'on se préoccupe davantage de ce qui meurt que de ce qui vit.
>
> Marie-Françoise Collière, *Promouvoir la vie*, *op. cit.*, p. 245.

Les infirmières ou aides-soignantes chargées de la toilette, tout en s'activant dans les tâches multiples et diverses qui s'enchaînent jusqu'au moment où la personne sera laissée propre, habillée, coiffée et installée dans son lit ou dans un fauteuil, sont sinon les récepteurs, du moins les témoins des réactions verbales (et non verbales) que les actions de toilette provoquent chez les personnes soignées. En fait, lorsqu'elles franchissent le seuil de la chambre pour la toilette, elles s'exposent à l'imprévu beaucoup plus souvent que lors d'autres soins de durée plus courte et, surtout, mieux délimités.

Dans les pages qui suivent, nous examinerons les ressources dont disposent les soignants et les stratégies qu'ils mettent en œuvre vis-à-vis des interactions soigné-soignant qui ont lieu à de tels moments. Ensuite, nous établirons que les propos tenus par les personnes soignées pendant la toilette sont le signe d'une implication dynamique dans le processus de soins dans laquelle l'infirmière pourrait reconnaître une contribution effective au projet de soin global.

Le soignant et la relation de soins d'hygiène : du malaise à la maîtrise

Même si le soignant privilégie pendant la toilette un modèle d'intervention qui lui permet de maîtriser la situation, il peut être éprouvé par les propos de la personne soignée, car ceux-ci interrogent l'ordre médical établi et partagé par tous, soignants comme soignés.

L'emprise de la personne soignée

En général, l'acquisition des manières d'aisance ou du professionnalisme infirmier (mais aussi aide-soignant) se fait spontanément en référence aux données médicales utilisées pour décoder et interpréter une situation, un état ou un problème de santé. Elle permet aux jeunes soignants de dépasser leurs premiers bouleversements devant la nudité d'un autre, adulte, quand ils sont dans l'obligation de le toucher et de le manipuler pour la toilette, ou devant l'image du corps révélant sa dégradation et ses mutilations chez certains grands vieillards ou handicapés graves.

Cependant, l'étayage médical se révèle souvent insuffisant lors de la toilette, étant donné que celle-ci favorise le dévoilement par le soigné de ses inquiétudes et parfois de sa détresse, dont le soignant devient, par sa présence, l'interlocuteur espéré ou attendu, ou, en tout cas, le dépositaire suscitant chez lui, au moins temporairement, une gêne, voire un malaise.

Reprenons le cas d'Émilien atteint d'un cancer de l'œsophage très évolué. Devant subir une intervention chirurgicale au centre hospitalier régional, deux infirmières lui font la toilette en prévision de son départ l'après-midi. Depuis son entrée, trois semaines plus tôt, le vieil homme croit avoir une mauvaise angine, en raison de ses difficultés de déglutition. Pendant la toilette, une des infirmières lui fait confirmer cette présomption et ne la dément pas. L'homme ne se doute de rien, c'est mieux pour lui... Or, lorsqu'elle lui demande s'il se rappelle qu'il va être opéré, Émilien répond, en étouffant des sanglots : « Oui... je n'ai pas espoir de revoir Saint-Antoine (sa commune) », ce qui est nié avec véhémence par les deux soignantes qui virevoltent autour du lit, affairées aux préparatifs de la toilette.

Le message qu'envoie Émilien est clair et touche manifestement les deux infirmières, même si elles s'en dégagent assez facilement – non sans malaise – en faisant diversion par un investissement dans l'action programmée : la toilette. Cependant, elles sont « rattrapées » plusieurs fois au cours du soin par le vieil homme qui, ayant sans doute compris l'impasse (et peut-être également les risques) dans laquelle le conduit une expression trop directe de son désarroi, s'arrange en quelque sorte pour en faire part sous une forme plus acceptable ; ainsi, comme nous l'avons déjà vu ailleurs, les infirmières sourient volontiers aux propos faisant suite à son auto-palpation (« Je suis gras comme un cent de clous ! ») et à sa déclaration presque tonitruante (« Ça conserve ! ») qui coupe court à leur intérêt un peu trop appuyé pour de nouveaux dessus de lit.

Interrogées à propos de cette toilette, les deux infirmières indiquent qu'elles ont été conscientes de la détresse d'Émilien, qui saisit chaque occasion pour en faire part car, pour lui, il y a urgence. Or, elles ont redouté qu'il ne s'effondre et se sont senties impuissantes à l'aider. Même si ses propos « amusants » ont atténué la tension, elles parlent de malaise, de gêne, et la fin de la toilette a été un soulagement pour elles : « C'était pesant, on ne pouvait pas parler d'autre chose sans qu'il intervienne… »

Cette forme d'emprise du malade sur les soignants est courante pendant la toilette et est inhérente à la nature même de ce soin impliquant et long. En l'occurrence, elle est accentuée par le regret des infirmières d'être exclues d'une décision médicale prise isolément et qui aurait dû intégrer selon elles une réflexion éthique à laquelle elles auraient voulu être associées. L'intervention chirurgicale était jugée inutile et inhumaine par l'équipe d'infirmières et d'aides-soignantes. Les infirmières étaient dans une situation de double contrainte : malgré leur désir de respecter Émilien, son besoin d'être entendu et reconnu qu'elles découvraient à l'occasion de cette toilette, elles contribuaient passivement à une décision médicale qu'elles estimaient discutable. À partir de cette expérience de soins inédite (les infirmières pratiquaient rarement les toilettes dans cette unité), suivie d'un travail de réflexion, elles se révoltaient contre le pouvoir médical qui « profitait d'une personne sans famille, d'origine simple et âgé pour la science et les progrès à venir ! C'est un cobaye ! »

L'analyse d'une autre situation, vécue par deux élèves infirmières de troisième année, va renforcer cette hypothèse d'emprise du malade sur le soignant. Lydie, 63 ans, est cette malade hospitalisée après une tentative de suicide mais chez qui une leucémie a été diagnostiquée suite aux examens standards pratiqués à son entrée, et qui refuse tout traitement lourd, prenant seulement des antimitotiques par voie orale. Elle n'a jamais eu connaissance officiellement du diagnostic, mais beaucoup d'infirmières dans le service pensent qu'elle sait. Elle ne s'alimente pas, boit de petites quantités d'eau. Elle est perfusée pour compenser son déficit hydrique et alimentaire. Elle est alitée, ne voulant pas être levée au fauteuil, et réclame les barrières de lit dès que les soins sont terminés. Son visage est triste et résigné. Elle a des gestes lents et las, et elle bouge peu. Elle parle souvent en bredouillant avec une intonation infantile. Elle réagit peu aux visites de sa famille : sa communication reste minimale et elle a une attitude de retrait ; les yeux fermés, elle fait semblant de dormir.

La toilette pratiquée (observée deux jours de suite) par une élève de troisième année, à qui cette personne a été « confiée » selon l'expression en usage, met en évidence le pouvoir de résistance extrême de cette femme à toute sollicitation. Invitée par l'élève à donner son avis sur divers points (gant de toilette, coiffure, habillement), elle se refuse à faire un choix et à donner une réponse susceptible de l'impliquer. Elle se déclare sourde, en rajoutant avec un faible sourire malicieux ; « quand je veux ». Avec une voix enfantine, elle appelle l'élève « ma douce », et cherche continuellement à capter son regard. Gênée, cette dernière détourne son regard dès que possible. Comme nous l'avons déjà dit, l'élève supporte mal cette relation bizarre. Elle se dit mal à l'aise, désemparée, et ne voit pas comment elle peut s'en sortir. Ses appels à l'aide auprès des infirmières ne sont pas entendus. Lors de la deuxième observation, elle est accompagnée d'une autre élève, que Lydie ignore. Les deux filles bavardent ensemble, parlent techniques de soins, calculent une installation pour prévenir les vomissements et échangent leurs connaissances sur les produits pour les massages. Pendant tout ce temps, Lydie reste mutique, ce que l'élève habituelle lui fait remarquer. Pour seule réponse, elle dit qu'elle « pense à vomir » et, alors qu'elle est propre, changée, elle vomit de la bile avec effort. Puis elle ferme les yeux et se met à gémir doucement. La literie, la chemise étant très souillées, les élèves recommencent la toilette...

À la suite de cette expérience difficile, les deux élèves, fatiguées et découragées, affirment voir dans le comportement de cette femme une stratégie plus ou moins consciente pour qu'on s'occupe d'elle. Elles supportent mal qu'elle entrave le cours du soin et les oblige à s'occuper d'elle au-delà de ce qui est normal et acceptable, ainsi que son attitude infantile, dans laquelle elles voient du « laisser-aller » ; elles se sentent agressées par ses bredouillements, son regard, qu'elles considèrent indécent et insoutenable. Pendant la toilette de cette femme, il n'y a pas d'échappatoire possible. En effet, ici, le soigné rend le soignant captif de sa régression pathologique ; cette dernière envahit l'espace et dévore le temps de la relation intime pendant la toilette.

Durant la toilette, les malades peuvent parler librement, sans contrainte, ni pression (comme pour l'« interrogatoire » de l'examen clinique par exemple), et cette liberté de parole est considérée par les soignants comme une de ses principales vertus. Seulement, l'idéal attendu de cette relation de soins est quelquefois terni par une réalité plus complexe dans laquelle le beau rôle est plus ou moins éclipsé. Subir tous les jours, dans certains lieux de soins, le dépit, la tristesse et la nostalgie des personnes âgées dont le corps dénudé révèle l'irréparable, croiser le regard et les paroles de désespoir des grands malades dont les dernières forces sont sollicitées pour la toilette éprouvent fortement les ressources et capacités personnelles pour se situer et éventuellement faire face. Au-delà du discours convenu sur les effets agréables de la toilette, tous les soignants savent que, aussitôt la porte fermée de la chambre ou de la salle de bains, ils rencontrent l'autre dont la souffrance et les peurs se déclarent immanquablement à la faveur du corps découvert. Dans l'espace clos de la toilette, tellement banal, le soigné, forcé de se voir, s'impose, s'emporte, soliloque, appelle.

Les soins d'hygiène ouvrent un espace de paroles dans lequel tout est imprévisible et donc possible. En ce sens, ils permettent de sortir de la relation médicale classique dans laquelle la parole du malade est considérée dans le cadre ordonné du discours médical, auquel le malade souscrit volontiers. Les soins d'hygiène incitent le malade à sortir de ce cadre, non seulement parce qu'ils n'ont pas la solennité d'un acte médical, mais aussi parce que l'attention portée à l'entretien du corps a pour corollaire de le surexposer, d'accentuer ses défaillances et de souligner ses insuffisances. Ces soins révélateurs poussent les malades, les personnes âgées à s'exprimer avec leurs mots à eux, leurs images, leurs théories et leurs émotions. Ils génèrent ainsi une situation paradoxale dans laquelle la dépendance physique au soignant est compensée par le pouvoir d'intervenir à tout moment, quitte à troubler l'activité en cours. La toilette crée une relation d'interdépendance. Elle offre au malade de multiples occasions pour s'imposer à sa manière à partir de constats « objectifs » qui obligent le soignant à y faire face.

Passés les premiers effets de surprise, auxquels se mêlent des sentiments désagréables – comme l'impression troublante d'être « manipulé » par la personne soignée, ou le malaise provoqué par certaines situations tragiques ou pathétiques où sans doute trop de secours sont attendus de l'infirmière –, des réactions et attitudes tendant à reprendre le dessus et à maîtriser la relation se manifestent.

Un moyen de s'en sortir : l'esquive

Même si les paroles des personnes soignées sont rarement au premier degré, elles peuvent être prises pour ce qu'elles sont apparemment : dérisoires ou amusantes. Cependant, dans les cas de propos plus directs, entraînant une situation plus délicate, le malade peut tirer le soignant de l'embarras où il l'a mis en montrant secondairement une disposition plus conforme à ce qu'on attend de lui : espoir, confiance dans la capacité médicale, volonté de guérir, etc.

Malgré cet arrangement efficace, une inquiétude mal contenue peut être perceptible, obligeant le soignant à rassurer le malade, à montrer l'exagération de ses considérations ou à dénoncer avec l'autorité de la science son erreur d'appréciation, n'hésitant pas à donner la certitude d'un avenir joyeux. « Vous verrez, on dansera ensemble au bal du 14 Juillet ! » dit une aide-soignante à une femme d'une soixantaine d'années atteinte d'une métastase cérébrale en phase terminale, et qui constatait amèrement son inexorable et fulgurante dégradation : « Je ne peux même plus tenir sur mes jambes. »

Avec Émilien, qui montre à plusieurs reprises son inquiétude et sa difficulté à comprendre ce qui lui arrive, les deux infirmières chargées de sa toilette tentent d'esquiver la demande implicite qu'il leur adresse ainsi en parlant d'autre chose : d'un film qu'elles ont vu, des nouveaux dessus de lit, etc. Leur dialogue est animé, tonique, montrant une grande complicité. Le vieil homme est réduit à un simple objet de soins. Ses tentatives prudentes pour occuper les interstices restent infructueuses.

Simone de Beauvoir rapporte par deux fois l'irritation de sa mère « distraite » des tourments de sa maladie par des personnes qui lui font part d'anecdotes domestiques :

> Elle (une infirmière) me raconte qu'elle a passé son après-midi à acheter des chaussures pour sa fille : qu'est-ce que tu veux que ça me fasse[1] ?

rapporte-t-elle à sa fille. Une autre fois, elle dit après la visite d'une amie qui l'a entretenue de ses problèmes avec sa femme de ménage :

> Il ne faut pas parler de ces histoires aux malades, ça ne les intéresse pas[2].

Il en est de même pour Ivan Ilitch, confronté aux préoccupations de sa femme et de sa fille au sujet d'une réception et de projets de fiançailles

1. Simone de Beauvoir, *Une Mort très douce*, *op. cit.*, p. 104.
2. *Ibid.*, p. 112.

bien dérisoires pour lui, tout entier centré sur sa maladie, ses souffrances et ses angoisses existentielles.

Bien que beaucoup d'infirmières et d'aides-soignantes reconnaissent leur malaise et leurs difficultés devant des personnes soignées évoquant leur fin, elles refusent l'idée de les accompagner sur ce terrain, préférant faire diversion.

La plupart des infirmières interrogées[1] sur la situation de Madame S., cette vieille femme qui voyait à l'occasion d'une douche ses seins s'en aller comme elle[2], trouvent la réaction du soignant (qui répète : « Ils s'en vont... ») inadaptée et inefficace. Il lui est reproché de n'être pas très charitable : « Moi, je l'aurais reprise en plaisantant. Comme ça, ça fait un peu de peine quand même. » D'autres trouvent que cette attitude fait preuve d'insouciance ou d'inconscience, alors que le pire – à savoir le syndrome de glissement – doit être envisagé, d'où la préconisation d'un entretien d'investigation prudent, sans doute pour ne pas choquer la personne :

> La faire parler, prêcher le faux pour savoir le vrai... la pousser à exprimer ses craintes... On pourrait essayer, mais en douceur, discrètement.

D'aucuns entreprendraient une sorte de psychothérapie de stimulation :

> Si je sens qu'elle est dépressive, je l'amènerai à plaisanter : ça se cache ! Souvent quand ils sont stimulés, ça peut les faire changer de ton.

Une autre infirmière, tout en trouvant la réponse du soignant insatisfaisante, avoue son incompétence dans un cas pareil, et conclut par une pirouette :

> On ne sait jamais quoi dire dans ces situations... Il a répété sans savoir quoi dire. Il était embêté..., oui... Nous on leur dit : non, bien sûr que non... Mais ceux qui disent ça, c'est qu'ils vont bien.

La réflexion et la critique vont plus loin dans la réaction suivante, bien que l'infirmière en question ne fût pas non plus satisfaite de la réponse du soignant :

> On ne peut pas leur dire : non, ce n'est pas vrai... On ne peut pas aller contre le vieillissement et la mort. On n'a pas encore trouvé les moyens ! [dit-elle en riant]. Lui rappeler les bons moments qu'elle a eu jusque-là... Embrayer sur autre chose, ça ferait louche ! Elle a envie d'en parler...

---

1. Cf. Marie-annick Delomel, *Les Sciences humaines dans la formation des infirmières : du bruit sans écho*, mémoire de DESS de Formation de formateurs d'adultes, Bordeaux, 1991, non publié.
2. Cf. p. 131.

Certaines associent directement cette interaction à leur formation sur la relation d'aide, mais ce qu'elles en rapportent laisse pensif sur leur compréhension de la pensée rogérienne qui est à la base de cette dernière :

> Ça [la réponse du soignant] permet le dialogue, ça me fait penser à la relation d'aide. On reprend ce qui a été dit par la personne pour lui faire dire ce qu'elle pense.
> Ça m'a fait penser à ma session sur l'accompagnement des mourants. La réaction du soignant : ils s'en vont... Point final quoi ! ça n'ouvre pas...

Une autre retrouve plus méthodiquement à travers cette réponse la technique de la relation d'aide :

> Il a essayé d'aller plus loin, ça me rappelle le cours ! Il a fait attention. Il a écouté ce qu'elle a dit... il prend la fin pour aller plus loin.

Toutefois, l'expérience qu'elle a de la mise en pratique de l'aide de type rogérien lui fait émettre une réserve :

> Ce n'est pas évident, c'est facile à dire. Il faut tendre la perche. Mais ils font ce qu'ils peuvent, comme le petit potier de Perret ! Chacun fait avec ses moyens affectifs.

Ces entretiens menés en 1991 ont concerné quatorze infirmières et un infirmier volontaires, ayant tous moins de 30 ans ; leur formation de base récente intégrait donc les sciences humaines et une formation aux conduites d'aide. Certes, ils ont dû réfléchir et faire des propositions à partir d'une situation rapportée par écrit, qu'il leur fallait donc imaginer. Malgré cette réserve, tous se sont projetés facilement dans ce contexte, ayant eux-mêmes entendu fréquemment des personnes âgées faire des réflexions, au cours des soins de toilette, sur leur vieillissement, la perte de certaines de leurs capacités ou de leur image. La situation rapportée ne les a pas étonnés : elle est jugée courante, même si la manière d'en parler est variable. Mais recueillir leur opinion à ce sujet leur a paru surprenant et plutôt bizarre. Ces choses-là restent anecdotiques. Elles sont rarement prises comme données significatives dans la démarche et le projet de soins infirmiers. Alors que tous reconnaissent leur embarras face à la révolte, à la tristesse ou à l'angoisse de certaines personnes soignées, l'analyse de leur manifestation reste exceptionnelle. Il faut des cas et des états « spectaculaires » (le mourant, le grand malade, le jeune sidéen) pour mobiliser une équipe sur un projet d'accompagnement et d'aide. L'ordinaire de la relation de soins se traite dans l'immédiateté, selon les moyens de chacun, en référence à sa culture professionnelle et personnelle.

Que la toilette soit pour le soigné l'occasion d'une reconnaissance nostalgique ou douloureuse de son corps est courant et somme toute logique ! Mais l'attitude préconisée par les soignants est de tout faire pour qu'il n'en parle plus ; ils choisissent pour cela le conseil (de vieux seins, « ça se cache »), ou bien l'investigation en essayant de savoir pourquoi le malade tient ces propos, pour ensuite soutenir par des mots de consolation, parler d'autre chose pour faire diversion ou bien rationaliser (« on sera toutes comme vous un jour »). Enfin, il ne faut pas sous-estimer dans cette recherche de solutions la tendance des infirmières, et particulièrement des plus jeunes, à éviter un investissement dans la réalisation des toilettes – ce qui est une forme d'esquive radicale.

Les infirmières ont le pouvoir de laisser les soins de base aux aides-soignantes. S'agit-il d'une délégation ou d'un abandon ? Parmi les arguments couramment avancés par les infirmières, leur manque d'intérêt pour les toilettes relèverait d'un sentiment de dévalorisation. Les jeunes infirmières disent qu'elles n'ont pas fait « trois ans d'études pour faire des toilettes », ce qui tend à confirmer l'opinion répandue selon laquelle les soins d'hygiène ont dans la hiérarchie des soins un caractère accessoire et trivial. Et, de fait, les infirmières sont bien plus attirées par la technique médicale, qui leur donnerait beaucoup plus sûrement les moyens de se réaliser et d'être mieux reconnues socialement. Cette explication est confirmée par toutes les études historiques sur les pratiques soignantes. Aussi peut-on se demander pourquoi on en est toujours là alors que les derniers programmes de formation ont largement prévu de former les infirmières à la prise en charge globale des personnes soignées.

Et si l'attitude d'esquive qui vient d'être abordée reposait essentiellement sur les difficultés des infirmières à soutenir l'attente exprimée par la personne soignée lors de la toilette, associée au sentiment d'être dominée par elle ? Elles ne sont pas indifférentes aux propos des soignés ; elles les entendent, mais se sentent gênées, voire agressées, ne sachant pas quoi en faire. Les infirmières, en général, ne maîtrisent pas les manières d'aisance (culture, code, savoir-faire) qui leur permettraient de se situer professionnellement vis-à-vis de ces attentes. Elles évitent alors cette rencontre où l'imprévisible risque de les menacer et de leur faire perdre la face. Et il n'y pas de très nette différence avec les aides-soignantes, qui sont assignées à « faire les toilettes », si peu valorisées dans la hiérarchie des soins.

Mais, dans cette relation de soins quelque peu confuse et semée d'embûches qu'est la toilette, les infirmières, tout comme les aides-soignantes, jouissent d'un dispositif beaucoup plus efficace et, surtout, beaucoup plus intéressant sur le plan narcissique que l'esquive, qui va leur permettre de retrouver la place qui leur revient. Là, elles auront le sentiment d'être à la hauteur et de servir l'intérêt de la personne soignée.

Maîtriser la situation : le recours au médical

Qu'il s'agisse de l'interprétation des propos et attitudes des personnes soignées ou du choix des sujets de conversation pendant la toilette, c'est de toute évidence le champ médical qui permet aux soignants de leur donner un sens. Tout ce qui sort de ce cadre de références semble dérisoire ou irrecevable.

C'est ainsi que plusieurs infirmières suspectent un syndrome de glissement chez Madame S. suite à ses remarques sur son vieillissement et son sentiment de finitude. La majorité d'une promotion d'élèves infirmières de troisième année interrogées à l'écrit sur cette situation confirme ce point de vue et envisage, même au détriment d'une analyse plus ouverte, une prise en charge préventive énergique à visée stimulante. Or, cette vieille femme, certes nostalgique de sa jeunesse, fait incontestablement preuve de vitalité et de santé : elle s'amuse à l'évocation de ses souvenirs personnels, est contente d'avoir pu être douchée et réclame après sa douche un rendez-vous chez la coiffeuse pour une mise en plis…

L'infirmière intervient également pour s'assurer de la coopération du malade au projet médical. Elle « profite » par exemple de la toilette pour tenter d'amener des malades récalcitrants à admettre qu'un comportement nocif est à l'origine de leur maladie, comme cela a été observé dans les cas de Gilbert, 61 ans, et de Philippe, 77 ans, deux hommes alcooliques hospitalisés pour rupture de varices œsophagiennes.

« Vous savez ce qu'il vous a dit le médecin ? » demande l'infirmière à Gilbert au cours de la toilette faite au retour d'une fibroscopie digestive, espérant ainsi mettre fin au mutisme observé par ce dernier au sujet de son alcoolisme. Une telle démarche part d'une bonne intention et n'est pas nécessairement accompagnée d'une velléité culpabilisante ou menaçante. Il est en effet courant de penser qu'il suffit de connaître et/ou de reconnaître la cause d'un mal pour s'en défaire, en particulier quand elle est supposée être psychogène comme c'est souvent le cas avec l'alcoolisme.

Dans la mise en œuvre de ce rôle d'appui médical, la toilette est un moment privilégié pour vérifier la docilité du malade envers les prescriptions médicales. Le rebelle ou l'insouciant est rappelé à l'ordre. « Il faut vous reposer » ordonne une infirmière à Sylvain qui essayait de négocier

« la permission » de se lever comme à son habitude, alors qu'il venait de faire une crise convulsive qui avait mobilisé tout le service en pleine visite du matin. Pour lui, il n'y avait là rien d'extraordinaire, ce n'était pas sa première crise et, dans le fond, « Il n'y a pas de quoi en faire une maladie ! » Réplique surprenante dans le contexte donné... et dialogue de sourds. En revanche, lors de la toilette, il ne cessait de se plaindre de ses yeux ; au réveil, ils étaient « tout collés », ce qui l'inquiétait beaucoup, car la lecture était sa passion et son seul plaisir maintenant qu'il était malade et sourd. Seul, vivant dans une pension de famille, il était arrivé avec quelques effets personnels en piteux état, ce que déploraient les aides-soignantes qui n'avaient rien pour l'habiller convenablement. Or, malgré l'urgence de son départ, il avait réussi à faire suivre une valise contenant toute *La Comédie humaine !* Il commençait à lire dès sa toilette terminée et son brouillard visuel dissipé. Il était indifférent à tout, même à une équipe de médecins échangeant longuement sur son cas au pied de son lit. Entré il y avait quelques jours pour aggravation d'une insuffisance rénale chronique, le pronostic vital à brève échéance était très sombre. Soumettant en chaque occasion ses préoccupations au sujet de sa vision, il était écouté poliment, mais personne n'y donnait suite. Cette situation montre que l'intérêt et l'attention de tous pour le malade se dirigent spontanément sur les problèmes reconnus et jugés sérieux par le corps médical. Il n'y a pas vraiment d'écoute des préoccupations en marge du cadre médical de référence, alors que, pour Sylvain, elles étaient manifestement essentielles.

Les soins d'hygiène perturbent en quelque sorte les automatismes infirmiers et les manières d'aisance acquis sur fond de références médicales. Les observations cliniques menées dans une unité classique de médecine hospitalière ont permis de repérer une triade réactionnelle chez les soignants exposés aux sollicitations des personnes soignées :

- l'imprévisibilité des remarques que font les personnes soignées peut être *source d'inquiétude, de gêne, de réserve ou de prudence ;* mais nous avons vu qu'elles ménagent, au moyen de constructions assez complexes (équivoque, humour, métaphore...), la possibilité pour les soignants soit d'un dégagement soit d'une implication minimale ;
- toutefois, dans certains cas de charge émotionnelle pesante (fin de vie notamment), les infirmières sont tentées d'*exclure le sujet soigné* en

parlant d'autre chose (de leurs loisirs, de leurs soucis personnels ou professionnels) ; bref, en fuyant une réalité et une attente difficiles à supporter. C'est la fuite de l'autre par un repli sur soi, forme d'égocentrisme protecteur. Le travail à deux facilite ce comportement, et, sans sous-estimer l'intérêt ergonomique d'une telle organisation, il est probable qu'elle concourt à protéger le soignant d'une relation en tête en tête par trop éprouvante ;

- enfin, ces brefs moments au cours desquels les infirmières sont d'une certaine façon dominées par la situation ou soumises à l'emprise des attentes des personnes soignées sont rapidement dépassés par une *attitude de maîtrise* qui a pour cadre la maladie à combattre, le traitement à surveiller et à appliquer. Sur ce terrain-là, l'infirmière est sûre d'elle et n'hésite pas à s'imposer. Si la relation de toilette a pu un moment semer le doute et la confusion dans les rôles à tenir, tôt ou tard va se présenter l'occasion de remettre de l'ordre à partir de ce qui semble fonder toute relation infirmière-malade : la maladie et la prise en charge médicale à laquelle l'infirmière contribue par son implication et par son soutien.

Alors que les soins d'hygiène ouvrent un espace pour le sujet soigné, les soignants, pris un moment dans le désir de ce dernier, s'en dégagent non sans malaise en revenant vers la maladie, objet de la médecine et des médecins.

La relation de soins d'hygiène marquée du poids de la filiation médicale

Cette conclusion conduit à s'interroger sur la portée du mouvement infirmier se réclamant depuis plus de vingt ans d'un « rôle propre », et plus particulièrement sur la capacité de l'appareil de formation d'induire le changement largement souhaité par ses représentants. L'impact de la filiation médicale dont les historiennes[1] du mouvement infirmier ont montré le poids dans l'exercice du métier domine toujours largement les comportements infirmiers en donnant sens et légitimité à tous les investissements.

La toilette et, plus généralement, les soins d'hygiène et de confort relèvent du « rôle propre infirmier ». Le cadre légal relatif à l'exercice pro-

1. Notamment M.-F. Collière et Y. Knibiehler.

fessionnel reconnaît des compétences et des savoirs infirmiers spécifiques pour exercer ce rôle, celui-ci étant fondé sur la capacité de comprendre dans une conception globale ou holistique l'ensemble des besoins humains (bio-psycho-socio-culturels, selon l'expression consacrée) et d'y répondre par une aide adaptée. Pour ce faire, les références médicales ne suffisent pas, et peuvent d'ailleurs être inappropriées. L'évolution des conceptions de la santé et la vulgarisation des connaissances en sciences humaines ont ouvert des perspectives pratiques nouvelles aux infirmières, leur permettant de s'investir dans l'analyse des besoins de base des personnes soignées, l'élaboration de programmes de soins adaptés intégrant l'investissement dans la mise en œuvre des soins de base, l'éducation pour la santé, l'aide psychothérapeutique et l'accompagnement, ainsi que l'animation. Les programmes de formation se sont fait l'écho de cette conception depuis 1979 (mais elle se repérait déjà dans le programme de 1972) et ont contribué à son développement.

Pourtant, nous venons de voir que les soins d'hygiène compliquent – probablement de par leur nature même – les automatismes infirmiers. Privées d'instruments, d'outils propres aux investissements médico-techniques (pansement, injection), les infirmières subissent la prise de parole des personnes soignées et peuvent se sentir gênées par des demandes et/ou des attentes qui n'entrent pas dans le cadre des réponses et des interventions qui leur sont familières. En fin de compte, la relation de soins d'hygiène est déterminée et régulée par des logiques et des contraintes médicales.

La maîtrise de la relation de soins d'hygiène s'acquiert au moyen des références médicales, car la lecture de la réalité que ces dernières induisent permet de lui donner un sens. Peu à peu, le jeune soignant, tout d'abord ému et souvent bouleversé par ses premières toilettes, va être initié à la prise de distance par un examen objectif du malade dont les piliers emblématiques sont la température corporelle, la pression artérielle, les pulsations et la diurèse, qui donnent lieu à l'établissement de la « feuille de température ». Puis, très rapidement, viennent les apprentissages des techniques de soins directement liées aux prescriptions médicales. Les soins d'hygiène, outre leurs aspects gestuels, n'échappent pas au cadre délimité par la culture et les pratiques médicales, et c'est ce qui aide d'ailleurs à « s'y faire ».

L'analyse des comportements infirmiers lors des soins d'hygiène ne fait pas apparaître les compétences nouvelles et originales que sous-entendait la reconnaissance du « rôle propre infirmier ». En effet, les infirmières qui se sont majoritairement situées et réalisées dans le champ médico-technique (au risque de mépriser les soignants travaillant en psychiatrie et en gériatrie) ont contribué à valoriser celui-ci et ont de ce fait résisté à toute tentative d'introduction d'autres modèles de soins infirmiers, même si elles ont parfois regretté et déploré l'ingratitude et la distance des médecins à leur égard alors qu'elles ont tant donné à la médecine…

Arrivé à ce point, on peut considérer que les soins d'hygiène sont révélateurs de l'échec de la formation au « rôle propre infirmier » et à l'autonomisation de la profession, car leur déroulement ne montre pas de changement significatif de l'investissement soignant, toujours très inspiré du modèle médical et articulé à ses logiques.

La volonté de se démarquer de la relation de soins médicale mettant le corps malade et la maladie au cœur du dispositif de prise en charge de la personne reste cependant manifeste chez les formateurs infirmiers. Dégagés des contraintes pratiques et des réalités concrètes des soins, ces derniers peuvent et doivent transmettre et expérimenter de nouveaux modèles de soins infirmiers et tenter de convaincre de leur intérêt. Or l'étude des réalités des soins montre l'écart, voire le contraste saisissant entre les rêveries des centres de formation et les capacités d'intégration et d'application des soignants sur le terrain. Pour comprendre ces deux mondes, il nous faudra envisager la formation dans sa globalité, et pas seulement au niveau de l'école.

L'analyse du système de formation pourra nous aider à comprendre l'échec – ou, moins catégoriquement, la faiblesse – de l'exercice du « rôle propre infirmier » et la difficulté à prendre en compte le « je » de la personne soignée qui se révèle lors de la relation de soins d'hygiène. Car si le « je » du soigné se montre et s'impose et s'il produit un peu de désordre en déstabilisant l'infirmière qui ne peut s'y soustraire, celle-ci le perçoit mal et le maintient à la limite de ses compétences et de ses manières d'aisance habituelles.

Avant d'essayer de comprendre, dans le dernier chapitre, les mentalités et comportements infirmiers en regard des soins de base en général, nous proposerons deux perspectives théoriques qui ont pour base commune la reconnaissance du « je » de la personne soignée comme source d'évolution pour elle-même et pour l'institution.

Pour la reconnaissance du sujet soigné révélé dans la relation de soins d'hygiène

La relation institutionnelle de toilette est propice à l'émission de propos où la personne soignée parle d'elle-même à la première personne :

> *J'*avais de si gros seins... *Je* suis vieille... (Madame S.) – *Je* crois que je ne reverrai pas... *Je* suis gras comme... (Émilien) – *Je* suis sourde... enfin quand *je* veux... (Madame L.) – *J'*ai même fait faire une tombe... *Je* n'ai plus envie de rien... (Madame M.)...

C'est « je » qui parle et qui parle de lui, pour lui. Il est sujet de l'énonciation et de l'énoncé. Ensuite, selon les réactions de l'infirmière, les propos tenus pourront prendre des formes variables, telles la banalisation et la neutralisation apparente, qui sont des façons de s'adapter et de se conformer aux attentes institutionnelles.

L'institution de soins aurait tout intérêt à reconnaître le « sujet » qui parle à travers « je ». D'une part on peut penser, en première hypothèse, que la reconnaissance de la prise de parole du soigné comme initiative et action pourrait être porteuse de changement et de transformation de l'institution, permettant de mieux répondre aux attentes des soignés. D'autre part, en deuxième hypothèse, cette initiative prise par la personne soignée signe son implication en tant qu'être de désir dans le processus de soin et de réparation du moi et du soi, bouleversés par un traumatisme, une maladie, le vieillissement ou un handicap chronique. Le postulat sous-jacent à ces deux approches positives est que l'action initiée par « je » est source de vie, donc de santé.

L'institution de soins et le « je » des personnes soignées

La première hypothèse sera étayée sur une observation de soins d'hygiène qui résume assez bien la question de la place du sujet soigné dans la relation de soins d'hygiène et de confort considérée dans le contexte de l'institution de soins.

Madame X., la cinquantaine, est hospitalisée depuis trois semaines en neurologie pour état de mal épileptique de cause non élucidée. Elle reste tout ce temps très obnubilée. Elle est totalement dépendante des infirmières et des aides-soignantes. Les tracés électroencéphalitiques se normalisant, le traitement antiépileptique administré par voie veineuse est allégé. C'est lors d'une *banale toilette de rafraîchissement et une friction du dos, du siège et des talons* effectuée par une élève infirmière de première année vers 16 heures de l'après-midi que Madame X « émerge ». Elle ne cesse alors de demander où elle est, ce qui lui est arrivé, pourquoi elle n'est pas chez elle (« Où suis-je ? Pourquoi suis-je là ? »). Elle devient profondément triste et pleure à l'idée que ses deux fils étudiants, en pleine préparation de leurs examens de fin d'année, n'ont pu bénéficier de son aide et de son soutien. Elle s'agite, veut se lever, demande sa robe et ses chaussures pour partir tout de suite. Elle passe de l'agressivité verbale avec agitation à l'accablement et au désarroi complet. L'élève et l'infirmière qui l'encadre lui recommandent de se calmer, de ne pas s'inquiéter et, à la fin du soin, l'élève place les barrières de lit. Arrivée dans la salle de soins, l'élève inscrit au dossier de Madame X. le soin qu'elle lui a fait et signale que celle-ci est agitée et doit être surveillée. L'infirmière qui participe à l'évaluation de cette prestation pratique la juge correcte mais incite l'élève à voir le médecin du service pour qu'il modifie la dose d'anticonvulsivant, qu'elle estime probablement insuffisante.

Il ne s'agit pas de s'insurger contre le comportement de l'infirmière : il est conforme à ce qui est attendu d'elle par l'institution. Il confirme le rôle d'auxiliaire médicale fiable et efficace dans lequel se reconnaissent volontiers la plupart des infirmières. En agissant ainsi, Madame X. ne risquera pas de se blesser et, surtout, l'intervention médicale qui doit découler logiquement de la démarche de l'infirmière aboutira très probablement, au moyen d'un réajustement de la thérapeutique, à prévenir de nouvelles convulsions que l'état de tension et d'angoisse pourrait déclencher (sachant que cette sécurité neurologique s'obtiendra au prix d'une baisse de l'état de conscience et de vigilance). Cette réaction est efficace, mais elle montre aussi l'incapacité de l'infirmière de concevoir une autre démarche (qui n'exclurait bien sûr pas la concertation avec le médecin). Le « je » de Madame X. n'est pas entendu en tant que tel mais comme un facteur d'aggravation possible de son état, c'est-à-dire un facteur à réduire. Il intervient comme une perturbation et non comme une source d'évolution positive. La seule solution est de le faire taire. Rien ne permet de dire qu'une autre solution, respectueuse du « je » de la personne, serait a priori meilleure, mais c'est la réponse infirmière typique qui est interrogée à travers cet exemple.

Toutes les personnes soignées à qui il a été fait allusion ici témoignent de leur désir de dire quelque chose d'elles-mêmes, désir suscité ou réactivé par le rapport à leur propre corps, vu, touché, manipulé et ressenti.

C'est un invariant fondamental, irrépressible, mais rapidement atténué, comme s'il y avait à travers ces tentatives quelque chose d'inconvenant, d'interdit, soulignant leur caractère audacieux et effronté. C'est comme si ces personnes sentaient que l'institution représentée par l'infirmière tolérait mal leurs démarches, estimant celles-ci quelque peu déplacées. Alors, elles n'insistent pas, ou rarement, ou de telle manière que le soignant peut y voir autre chose et s'en détourner.

Mais ce qui est dit est dit et, à sa manière, le soigné intervient en tant qu'acteur dans l'ordre établi et implicitement reconnu. Ses interventions perturbent les règles institutionnelles implicites et concourent tout de même plus ou moins consciemment à les transformer. Alain Touraine estime que le « sujet » agissant par son implication dans l'ordre des choses est seul capable de :

> [...] modifier son environnement social contre l'emprise des appareils et des formes d'organisation sociales à travers lesquelles se construit le soi[1],

le soi étant en rapport avec le rôle et l'attente sociale ; en l'occurrence, un rôle et un statut de malade soumis à la prise en charge médicale.

Sans doute la personne malade, dépendante des autres et agissant dans et par l'institution de soins, sera-t-elle toujours un acteur a minima, faible et dominé, mais son « je » qui arrive parfois à dépasser les limites posées par l'institution témoigne d'une attente autre vis-à-vis du milieu soignant. Parler est le signe de l'humain. C'est une activité en soi, synonyme d'une initiative et d'une volonté qui transcende les investissements contraignants liés aux besoins vitaux et matériels. Signifiant confus et complexe d'une demande humaine irrésistible, l'acte de langage, en plus de l'espérance qui le génère, défie l'institution soignante déterminée par l'ordre médical. Le « je » de la personne soignée est probablement un signe de santé et une ressource (même ultime) dans le processus de réparation, de guérison ou d'accompagnement. Et s'il est encore difficile à concevoir et à entendre dans la relation de soin, la pression sociale en lien avec le mouvement éthique impose à tout soignant une déontologie qui l'incite à respecter le sujet soigné, trop longtemps exclu de l'institution médicale toute préoccupée de médecine scientifique. Alain Touraine, s'il reconnaît cet aspect positif de la modernité fondée sur le développement de la rationalité, en appelle à son pendant nécessaire qui est celui de « l'émergence du sujet humain comme liberté et comme création[2] ». C'est la combinaison de la

---

1. Alain Touraine, *Critique de la modernité*, Paris, Fayard, 1992, p. 306.
2. *Ibid.*, p. 240.

démarche rationnelle et de l'émergence du sujet qui garantira le progrès, et non la prévalence d'un de ces aspects.

Le « je » du soigné est avant tout garant d'une réflexion des soignants sur leur pratique, mais aussi sur leurs valeurs et leurs idéaux. En s'infiltrant dans l'institution de soins, il assure l'évolution de cette dernière au service d'une relation de soin qui privilégie l'homme. Mais sa prise en compte par les équipes de soins dépendra d'une transformation sensible des conceptions de la maladie, du soin et des pratiques.

Le « je » de la personne soignée et le processus de son autonomisation

Le « je » utilisé dans un énoncé implique sans ambiguïté la personne qui s'engage dans un « acte de langage » et témoigne en même temps de son désir d'être qui est sans cesse à réactualiser et à réaffirmer. C'est la condition de l'humain. La maladie, le handicap sont des événements et des états qui altèrent considérablement les structures et les moyens personnels d'être et, quel que soit le degré d'atteinte, provoquent la survenue d'une crise existentielle. Le processus de guérison ou de réparation du soi ébranlé et menacé ne peut se réduire aux secours et aux réponses des autres, aussi bienveillants qu'ils soient. Tôt ou tard dans ce processus émerge le sujet soigné, sous forme de « je ». Pour qu'une personne « s'en sorte », il faut d'abord qu'elle accepte son état, puis qu'elle se prenne en charge. Tous les soignants connaissent cette condition et, paradoxalement, l'attendent. En disant « je », la personne soignée tend un fil qui la relie aux autres et qui, s'il est saisi, lui permet de se dire : « J'existe » et « Je suis de ce monde ». Pour le psycholinguiste Émile Benveniste, le sujet de l'énonciation, ou l'énonciateur, révèle l'homme qui profère le « je », mais en même temps il le constitue et le construit :

> C'est dans et par le langage que l'homme se constitue comme SUJET ; parce que le langage seul fonde en réalité, dans SA réalité qui est celle de l'être le concept d'EGO[1].

Le langage n'est pas qu'un instrument de communication. Il est « dans la nature de l'homme » et fonde son unité par l'expression de sa subjectivité, ce que Benveniste définit comme :

1. Émile Benveniste, *Problèmes de linguistique générale*, t. 1 : *L'Homme dans la langue*, Paris, Gallimard, 1974, p. 259.

> [...] l'unité psychique qui transcende la totalité des expériences vécues qu'elle assemble, et qui assure la permanence de la conscience[1].

En somme, le « je » de la personne soignée qui est manifesté pendant la toilette n'est jamais banal, et c'est dans cette perspective de santé affective et mentale qu'il doit être reconnu et encouragé. Il est une ressource qui participe du processus de guérison, de stabilisation ou de réparation (au sens large), car il est le signe de l'implication de la personne dans une histoire et un projet qui lui appartiennent.

Enfin, il faut relier cette émergence du sujet qui dit « je » aux soins pratiqués, c'est-à-dire du *nursing* ou soins de base, s'apparentant fortement au maternage – formant le contexte d'importantes stimulations et de multiples sollicitations qui mobilisent tous les sens, renvoient, en positif ou en négatif, les sensations perdues ou troublées de l'intégrité de soi et permettent qu'elles s'éprouvent et se retrouvent. Winnicott met le *handling* (les gestes) des soins maternels et le *holding* (la façon dont l'enfant est tenu, soutenu et porté) au point de départ du sentiment d'intégrité et d'unité de soi et à la base de la personnalité (ce qu'Anzieu a développé dans *Le Moi-peau*[2]). Pour lui, tout ce qui est de l'ordre du maintien (*holding*) est une expérience fondatrice, puisque « c'est la seule façon par laquelle une mère peut montrer à son enfant qu'elle l'aime[3] ». Or il y a des mères qui ne savent pas tenir leur bébé, ce qui est source d'insécurité et de panique pour ce dernier.

Il ne s'agit pas, à partir de cette référence, de concevoir une simple transposition dans un contexte de soins donnés à un adulte ou à un vieillard. Cependant, l'expérience de la maladie, de la dépendance, de l'alitement, en dehors des aspects purement organiques et physiques qui en sont la cause, contribue à accentuer la perte de l'unité et de l'intégrité de soi et va générer de l'insécurité. À brève échéance, la dépendance altère le schéma corporel et modifie la vision des choses et des autres. Selon la capacité du soignant de manipuler, de toucher, de tenir et de porter la personne soignée, cette dernière refait l'expérience, lors des soins d'hygiène, d'un maintien re-constructif ou, au contraire, d'un contact détaché ou douloureux occasionnant toutes sortes de peurs ou de tensions. « Dans "maintien", il y a surtout le fait qu'on tient physiquement l'enfant ce qui

1 *Ibid.*, p. 260.

2. Paris, Dunod, 1995.

3. Donald Winnicott, *De la pédiatrie à la psychanalyse*, Paris, Payot, 1969, cf. en particulier « la théorie de la relation parent-nourrisson ».

est une forme d'amour[1] », et il est peut-être aussi important pour l'adulte que pour l'enfant, mais certainement plus complexe pour ce dernier, parce qu'il lui fait revivre ses premières expériences de soins, qui sont ancrées dans son histoire. C'est dans cette situation inhabituelle, où elle a à nouveau besoin d'un autre pour répondre à ses besoins, que la personne soignée prend conscience de sa détresse, de sa rage ou de ses regrets de se voir ainsi. Et le « je » qui en parle participe du sentiment de « ...continuité d'être, base de la force du moi[2] ».

Mais « je » implique un autre, un « tu » présent ou imaginaire capable d'accueil et d'écoute. C'est dans ces conditions d'attention inconditionnelle et d'accompagnement proposé que peuvent se retrouver et s'exploiter les ressources personnelles et particulièrement la capacité créative ou re-créative d'un soi affaibli et vacillant.

Des mots qui touchent mais un ordre qui s'impose

La relation de soins d'hygiène ouvre un espace à travers lequel la personne soignée parle de ce que lui renvoie son corps découvert. Beaucoup plus que de nombreux autres soins, la toilette est à l'origine d'une parole spontanée qui dépasse celle donnée au médecin et qui a pour but de l'aider au diagnostic et à la surveillance de la maladie ou de l'état de santé. Les soignants, témoins de ces signaux discrets et néanmoins lourds de sens, sont touchés et souvent gênés par les attentes confuses des personnes soignées, mais, après quelques esquives, ils finissent par retrouver leur capacité de maîtriser la situation : ils ramènent les soignés à la raison en s'appuyant sur les certitudes que leur confère leur statut de soignant. Pendant la toilette, les inquiétudes, les angoisses, tout comme les espoirs les plus fous et les illusions naïves qui se disent ne font que la traverser, tels des éclairs, mais ils n'en laissent pas moins un climat pesant qui affecte profondément le soignant, heurté continuellement par le pouvoir du soigné qui tente de se réaliser et d'être à travers un « je » percutant et/ou pathétique.

Pourtant, certaines hypothèses théoriques, à peine abordées ici et qui restent à approfondir, nous autorisent à penser que cette relation spécifique de soin peut avoir des effets constructifs et réparateurs à partir préci-

1. *Ibid.*, p. 371.
2. *Ibid.*, p. 375.

sément de l'implication du soigné dans l'événement qui l'affecte, parfois jusqu'au bouleversement.

Mais pour le soignant (surtout l'infirmière ou l'infirmier), l'engagement dans cette nouvelle perspective témoignera d'une autre conception des soins et, probablement, d'une transformation de sa culture professionnelle. Cette proposition n'est pas très nouvelle, car toutes les théories de soins infirmiers largement diffusées ont depuis longtemps mis l'homme au centre de la relation de soins et du processus d'accompagnement vers la guérison, le mieux-être et l'adaptation. Mais il faut bien se rendre à l'évidence : il y a beaucoup de bruit pour peu de changement. Alors, le constat d'attachement infirmier à la conception médicale des soins reste à élucider et à comprendre…

7

La relation des infirmières aux soins de base : de l'idéal du rôle propre infirmier à une réalité décevante
Le rôle de la formation

> Aucune question, pensée, technique, aucun problème de soins infirmiers n'a reçu autant d'attention, n'a été l'objet de tant d'écrits, d'enseignements, de débats, de recherches, de lectures et d'éloges pour si peu de résultats. Aucune autre question n'a inspiré autant d'insatisfaction pour tant de gaspillage d'énergie. Et nul autre bout de papier du système hospitalier ne reste aussi dépourvu d'informations que ce *plan de soins infirmiers*...
>
> Marie Manthey, *The Practice of primary nursing*, 1980[1]

Nous avons constaté que les soignants pouvaient « s'arranger » au cours des toilettes pour esquiver les propos dérangeants des personnes soignées et qu'ils finissaient en général par imposer leurs prescriptions, dont celle de se taire, préservant ainsi les attentes d'ordre médical auxquelles ils participent activement. Dans ce cadre, ils exercent leur rôle d'auxiliaire médical avec aisance et compétences. En définitive, les attitudes de la personne soignée révélatrices d'insécurité, de doute existentiel, fréquentes lors des soins d'hygiène, brouillent en quelque sorte l'action des professionnels des soins et finissent par être neutralisées ou rejetées par le système.

Pourtant, le corps infirmier revendique depuis plusieurs décennies la capacité de considérer la personne soignée globalement, dans toutes ses dimensions, prenant ainsi le contre-pied d'une histoire professionnelle forgée depuis le dix-neuvième siècle dans le sillage de la médecine mo-

1. Citée par Virginia Henderson, « La Démarche de soins : l'expression est-elle juste », *in La Nature des soins infirmiers,* Paris, InterEditions, 1994, p. 189.

derne biologique et réparatrice du corps malade. Son champ pratique, reconnu, est déterminé par l'analyse des besoins fondamentaux humains qui doit donner lieu à un investissement spécifique dans les soins de base, incluant l'éducation de la personne, l'aide et l'accompagnement pour la rendre plus autonome et maître de sa santé ou pour lui permettre de vivre au mieux un handicap lourd, une maladie mortelle. Ses nouveaux appuis théoriques ont été recherchés dans les sciences humaines, dont le développement et la vulgarisation datent des années soixante : psychologie individuelle et de groupe, communication et relation interpersonnelle, sociologie du travail, des institutions... Cette ouverture promet alors des perspectives de changement dans une institution de soins dominée par les conceptions médicales. L'ethnologue Jean-Pierre Hélary pronostique un changement radical des prises en charge soignantes à partir de « la démarche de soins infirmiers » qui a pour cadre le rôle propre infirmier[1]. Selon lui, elle pourrait combler « de mieux en mieux ce que précisément cette médecine n'assume pas (ou si peu), la relation humaine. » Il lui paraît aussi possible

> [...] que cette « démarche » représente un réel mouvement de fond, un contre-pouvoir, pouvant aboutir à un renversement radical des procédures actuelles de la médecine hospitalière – de la médecine en général –, autrement dit à une sorte de révolution épistémologique, à un nouveau regard de l'homme occidental sur lui-même[2].

Cependant, l'étude des réalités pratiques montre un écart significatif et quasiment irréductible entre l'idéal revendiqué et les investissements infirmiers constatés qui révèle la prégnance du modèle médical chez les infirmières et les limites de la formation au « rôle propre infirmier ».

Pour connaître les obstacles qui empêchent l'accomplissement d'une fonction soignante spécifique en lien avec les soins de base – sachant que son utilité sociale et humaine est reconnue et attendue –, nous proposerons dans ce dernier chapitre une extrapolation des problèmes posés par les soins d'hygiène dans la relation de soins infirmiers à l'ensemble plus large des soins de base, considérant que ceux-ci sont au cœur du « rôle propre infirmier », figure de proue de l'histoire professionnelle récente. Nous nous interrogerons sur le mouvement infirmier de ces vingt dernières années, qui revendique un rôle propre et s'emploie sans compter à le

---

1. Jean-Pierre Hélary, « Le Retour à la relation humaine », *in L'Hôpital à vif, Autrement*, série « Mutations », 1989.
2. *Ibid.*, p. 59.

formaliser en prenant les soins de base comme champ d'application, mais qui inscrit difficilement le changement dans l'institution de soin. Plus particulièrement, nous essaierons de comprendre en quoi la stratégie de formation initiale et continue des infirmières participe de ce mouvement et de sa stagnation, sinon de son échec.

Au cours des chapitres précédents, nous avons dégagé à travers les situations pratiques étudiées plusieurs hypothèses : culturelles, historiques, psychologiques et éducatives. C'est leur combinaison, grâce aux liens et aux logiques qui les unissent, qui va constituer la structure de l'ensemble du système de soins. Le recours au modèle d'analyse systémique et structural induit par ce cadre nous conduira au préalable à en faire une présentation générale et à proposer un cadre théorique de formation susceptible de faire évoluer un système social donné.

Pour tenter de comprendre – plus que d'expliquer – les difficultés des infirmières à s'investir dans le champ des soins de base qui est pourtant reconnu comme leur appartenant en propre, trois axes seront successivement explorés :

- le clivage culturel entre les soins médicaux et les soins de base ;
- l'opposition de deux conceptions de la relation de soins, dont l'une est fondée sur la reconnaissance du sujet malade et l'autre sur son exclusion pour mieux le soigner ou, plus précisément, traiter sa maladie ;
- enfin, le paradoxe de la formation au « rôle propre infirmier », dogmatique et hyper-modélisée, alors que l'investissement souhaité valorise la créativité, l'initiative et l'autonomie professionnelle.

L'évolution d'un système social et le rôle de la formation

C'est l'étude des éléments structuraux du système de formation qui sera privilégiée ici. En effet, plus que les éléments fonctionnels (les personnes, les lieux), la *structure* en tant qu'ossature stable et fixe de l'ensemble va déterminer ses caractéristiques, ses modes de réalisation liés aux valeurs plus ou moins explicites qui les génèrent et les légitiment, ainsi que ses moyens et stratégies de régénération et réorganisation face au désordre et à l'entropie naturelle qui atteint tout système.

Dans les années soixante, le structuralisme est un cadre conceptuel et théorique privilégié par de nombreux chercheurs de disciplines variées.

Parmi ceux-ci, Jean Piaget, qui l'a utilisé pour concevoir une théorie du développement de l'intelligence. Pour lui, la structure est :

> [...] un système de transformations, qui comporte des lois en tant que système (par opposition aux propriétés des éléments) et qui se conserve ou s'enrichit par le jeu même de ses transformations, sans que celles-ci aboutissent en dehors de ses frontières ou fassent appel à des éléments extérieurs. En un mot, une structure comprend les trois caractéristiques de totalité, de transformations et d'auto-réglage[1].

Les structures ont une fonction opératoire qui conduit à l'auto-conservation du système mais aussi à son évolution par construction de structures nouvelles

> [...] englobant la ou les précédentes et les intégrant sous la forme de sous-structures au sein de structures plus vastes[2].

Puis vient le systémisme, qui remet en cause la capacité de la structure de se développer et de se transformer de l'intérieur en proposant une autre conception plus large et plus complexe qui fait intervenir d'autres phénomènes déterminants, dont l'entropie, qui affecte tout système et le conduit à sa perte, mais aussi ses rapports à l'environnement, indispensables à sa régénération et, plus précisément, sa capacité d'intégrer le « bruit » ou le désordre et de s'y adapter, source de sa vitalité. Le sociologue Edgar Morin s'inspire des théories cybernétiques et physiques, à la base de la systémique, pour comprendre l'humain et les systèmes sociaux. Pour lui, la façon dont agit la structure est liée au concept d'*appareil :*

> L'appareil c'est l'agencement original qui concentre et *capitalise* en lui la mémoire, la computation, la programmation, l'élaboration de stratégies de l'organisation *du tout en tant que tout ;* son aptitude à transformer l'information en programme, c'est-à-dire en action, centralise en lui un pouvoir de contrainte informationnelle[3].

L'appareil agit au niveau du signe et du sens. Ainsi, il assure la régénération et le développement du système. C'est le pouvoir néguentropique des systèmes vivants, ouverts. Dans le cadre des systèmes anthropo-sociaux, ce pouvoir est directement lié à la *culture,* qui est « un patrimoine informationnel constitué de savoirs, savoir-faire, règles, normes propres à

---

1. Jean Piaget, *Le Structuralisme*, Paris, PUF, 1968, coll. « Que sais-je ? », p. 7.
2. *Ibid.*, p. 16.
3. Edgar Morin, *La Méthode*, t. 2 : *La Vie de la vie*, Paris, Le Seuil, 1980, coll. « Points », p. 345.

une société[1]. » C'est ce qui va alimenter le système par le biais de la structure capable de capter et de gérer l'information pour ses propres intérêts.

En résumé, on peut admettre que, pour qu'une information nouvelle pénètre le système, il faut un minimum de structure qui soit capable de l'intégrer. C'est *le principe du bruit*, élément externe au système qui va l'affecter en participant à sa régénération et à son évolution si celui-ci est capable de l'intégrer et de l'utiliser. Un système fragile, aux structures faibles ou trop rigides peut, soit être totalement désorganisé par le bruit et dégénérer, soit être imperméable au bruit et le maintenir en dehors de ses frontières. Pour Atlan, le bruit résulte de la rencontre aléatoire de deux chaînes de causalités indépendantes, c'est-à-dire qu'avant cette rencontre, la chaîne extérieure au système considéré n'avait rien à voir avec « l'enchaînement des phénomènes qui a constitué le système jusque-là[2] ». En l'absence de potentialité organisatrice, le bruit retournera au désordre, il n'aura pas d'écho et donc pas de changement. Autrement dit :

> [...] le hasard, toujours indispensable, n'est jamais seul et n'explique pas tout. Il faut qu'il y ait rencontre entre l'aléa et une potentialité organisatrice [...]. Il faut quelque chose, telle une potentialité réorganisatrice incluse dans l'auto-organisation qui reçoit l'événement aléatoire[3].

La formation peut, dans certaines conditions, être cette potentialité organisatrice ou réorganisatrice. Ces conditions doivent articuler de l'*information* (patrimoine disponible), une expérience subjective qui permet d'avoir une *connaissance* des choses et une mise en travail de cette expérience qui pourra, à l'aide de l'information, s'objectiver et donner lieu à la production d'un *savoir*. Ce système de formation se distingue du modèle pédagogique qui privilégie la transmission d'informations théoriques et techniques devant être appliquées par l'élève dans des réalités de travail données. Il s'appuie sur l'expérience (le stage pratique par exemple), mais ne se limite pas au rapport de stage ou au témoignage : il prévoit une organisation pédagogique qui a pour but l'élaboration et l'élucidation de cette expérience à l'aide des données théoriques et conceptuelles disponibles. Il substitue à l'enseignant traditionnel un formateur capable de s'investir dans ce cadre pédagogique complexe, d'être

---

1. *Ibid.*, p. 245.
2. Henri Atlan, *Entre le cristal et la fumée. Essai sur l'organisation du vivant*, Paris, Le Seuil, 1979, coll. « Points », p. 56.
3. Edgar Morin, *Introduction à la pensée complexe*, Paris, ESF, 1990, p. 141.

le garant à tout moment du processus de formation et de l'animer grâce à son ouverture, à sa perspicacité et à sa créativité. Cette conception de la formation est inspirée de la recherche pédagogique de Jean-Marc Monteil[1]. On pourrait ajouter (mais Monteil y fait allusion) une dernière condition sans laquelle le travail de la formation peut être perverti : la capacité du formateur d'établir une relation pédagogique permettant à l'être en formation d'éprouver un sentiment de sécurité. Pour Winnicott[2], c'est sur cette base que se fonde la capacité créative.

Le projet de formation articulé à une vision moderne des soins infirmiers (ce que suggère, non sans certaines ambiguïtés, le programme de 1992) peut contribuer à intégrer du nouveau, à condition que les formateurs (et les modèles professionnels) disposent de structures dont ils seront les principaux signifiants à travers leurs pratiques, leurs préoccupations et leurs centres d'intérêt. Ces structures doivent être suffisamment fiables et solides pour être capables d'accueillir du nouveau et lui donner sens. C'est ainsi que les paroles des personnes soignées et les nouveaux appuis conceptuels et théoriques pourraient ne pas être des bruits indésirables ou inaudibles, mais devenir de véritables supports à une production de savoirs en soins infirmiers, ce qui changerait profondément le champ pratique du *nursing* ou des soins de base, tout en donnant de la valeur à ceux-ci.

Nous allons utiliser ce cadre théorique dans l'analyse suivante pour explorer successivement les trois hypothèses de l'échec pratique du « rôle propre infirmier ».

Le clivage culturel des soins : entre prestige des soins médicaux et trivialité des soins de base

La mémoire capitalisée par l'appareil de formation infirmière est constituée d'une part par l'institutionnalisation de la fonction soignante en regard des valeurs chrétiennes dominantes depuis le Moyen Âge jusqu'au dix-neuvième siècle et d'autre part par la professionnalisation articulée à la médecine moderne scientifique et technique, en développement constant depuis le siècle dernier. Au vingtième siècle, les valeurs, les attitudes et le rôle infirmiers sont de moins en moins déterminés par les sentiments

1. Jean-Marc Monteil, *Dynamique sociale et systèmes de formation*, Maurecourt, UNMFREO, 1985.
2. Donald W. Winnicott, *Jeu et réalité, l'espace potentiel*, Paris, Gallimard, 1975.

religieux ; ils sont inspirés par la médecine, qui bénéficie du prestige de la science. Cette dernière période est devenue la mémoire vive de l'histoire des infirmières. Comme en témoignent tous les écrits professionnels, la profession infirmière s'est constituée et développée dans le champ médical et dans ce qu'il a de plus représentatif et impressionnant : l'hôpital. En réaction à la médecine « triomphante », tout ce qui relève des soins de base, identifiés à la nature et aux besoins triviaux, est fortement dévalorisé, méprisé et rejeté.

L'infirmière et l'idéal médico-technique

Tout au long de ce livre, nous nous sommes demandée sur quoi se fondent l'acquisition des manières d'aisance et la distance professionnelle, étant donné que la majorité des jeunes soignants, lors de leurs premières pratiques de soins d'hygiène, témoignent de bouleversements intenses devant la nudité de la personne soignée et/ou l'atteinte du corps et de l'être de cette dernière par la maladie, la vieillesse ou le handicap. Par là même, nous avons été amenée à évoquer la portée et l'intérêt de la conception médicale dans la façon de voir, d'entendre, de toucher et de donner un soin.

La relation de soin se construit et s'établit dans un cadre médical. En effet, les infirmières font partie intégrante de l'institution médicale en assurant au niveau de l'hôpital, qui est son terrain privilégié, l'organisation et le déroulement de son activité, que celle-ci soit à visée diagnostique, curative, de maintenance ou de recherche. Elles sont imprégnées de culture médicale, comme en témoignent leurs réactions, leurs valeurs et leurs décisions, y compris dans la relation de soins d'hygiène. Le désarroi des soignants de gériatrie, plusieurs fois mentionné, confirme l'importance du soutien médical pour avoir le sentiment de se réaliser pleinement.

Les historiennes de la profession (M.-F. Collière et Y. Knibiehler notamment) ont mis en évidence le lien fondateur entre l'essor de la médecine moderne et l'avènement de la profession infirmière ; cette dernière s'est en effet structurée à partir des besoins d'un auxiliariat fiable capable d'assurer le relais du médecin auprès du malade pour la surveillance de son état et l'application des traitements au fur et à mesure de la banalisation de ces derniers. En participant au prestige de la médecine moderne, les infirmières ont trouvé une forme de valorisation personnelle et sociale, comme le montre bien la conclusion d'une enquête réalisée en 1967. Ce qui attire,

[...] c'est le vrai travail de l'infirmière, les soins proprement dits, les circonstances où l'infirmière peut mettre en œuvre ses compétences et donner sa pleine mesure. Elles préfèrent « les soins véritables », « les thérapeutiques complexes », « la collaboration aux soins d'urgence », « à la réanimation », « les pansements délicats » [...] L'infirmière s'affirme ainsi comme une personne qualifiée qui domine son travail et qui est initiée à une science complexe : la médecine, univers prestigieux qui reste mystérieux pour le profane.[1]

Plus de trente ans après, il est frappant de constater que le modèle médical est toujours à la base des motivations des jeunes qui se destinent à la profession infirmière mais aussi aide-soignante. Il soutient « naturellement » l'idéal des élèves, dont les représentations du travail infirmier sont toujours aussi proches du stéréotype classique – « les piqûres, les pansements, l'aide aux opérations » – et clairement reliées à l'attente du médecin :

L'infirmière pratique des soins médicaux.
[...] des soins purement médicaux.
Elle seconde les médecins, les aide et les assiste.
Elle obéit aux ordres des médecins et des internes[2].

Les motivations (plus ou moins conscientes) qui conduisent les infirmières au modèle médical portent manifestement en elles le désir de toute-puissance et de maîtrise (de la vie sur la mort), qui pourra se réaliser dans un rôle hors du commun. C'est en tout cas ce que soulignent ces deux vibrants témoignages, publiés dans les années soixante-dix, relatant des victoires médicales sur la maladie et l'accident :

[...] dans notre métier de sang et de mort, il est rare de voir de tels miracles. À de tels moments, on voit enfin la médecine que nous avons rêvée adolescentes. Si chirurgiens et infirmières n'avaient pas de temps à autre de semblables réussites, ils ne tiendraient pas le coup. Alors on se sent comme des magiciens, plus forts que la mort et que la maladie. Mais la mort n'abandonne jamais, elle[3].

Si le métier ne comptait pas de telles victoires, elles auraient plutôt fait, les femmes en blanc, de fuir l'usine. Mais ces moments existent, alors on oublie la fatigue. On se croit presque des Dieux[4].

---

1. Claude Lévi-Leboyer, citée par Marie-Françoise Collière, *Promouvoir la vie, op. cit.*, p. 142-143.
2. Marie-annick Delomel, *La Représentation professionnelle chez l'élève infirmier(e). De quelques incidences sur sa formation*, 1988, non publié.
3. Ségolène Lefébure, *Moi une infirmière*, Paris, Stock, 1973.
4. Madeleine Riffaut, *Les Linges de la nuit... écrit en état d'urgence*, Paris, Julliard, 1974, p. 161.

S'il est peu probable d'obtenir de telles révélations publiques de nos jours, il n'en demeure pas moins que de nombreux indices prouvent l'intérêt des infirmières et des infirmiers (encore plus) pour le modèle médical et pour ce qu'il promet de prestige social et de plaisir personnel. Pour le jeune soignant, toute réalité expérimentée qui s'éloigne de cette structure de référence sera source d'attentisme, de déception ou, au mieux, de divertissement. Les premiers stages, fréquemment organisés auprès de personnes âgées, mal vécus et souvent traumatisants, augmentent ainsi la motivation initiale fondée sur la rencontre souhaitée avec la médecine moderne, dont les unités de chirurgie et de réanimation sont les figures emblématiques ; ce que résume cet élève (homme) au retour de son premier stage de chirurgie après être resté « sur sa faim » lors de son premier stage en long séjour gériatrique :

J'ai enfin vu ce que c'étaient les soins infirmiers !

Dans le stage de gériatrie, il n'a pas trouvé suffisamment de signifiants et de repères en rapport avec ses représentations et son idéal, et son expérience est restée sans écho, plate et pauvre, en attendant un lieu plus propice à ses aspirations.

En se situant dans le champ des activités médicales, l'infirmière, et probablement tout soignant para*médical*, en adopte les valeurs, les références, les modes de pensée et les caractéristiques relationnelles. En répondant à l'appel des médecins – dont le prestige social n'a cessé de grandir – pour effectuer les prescriptions et surveiller les malades à l'hôpital, les infirmières se sont identifiées à leur culture et ont probablement contribué à affermir sa notoriété. Aussi la maîtrise de la relation de soin au cours des toilettes dépend-elle des exigences du médecin en vue de soigner ses malades, sauf dans les lieux où le médical n'est pas prépondérant (gériatrie notamment).

Les manières d'aisance (ou le professionnalisme) résultent de l'appropriation de valeurs, de mentalités, de manières d'agir transmises et partagées par un (ou plusieurs) groupe(s) de référence au moment de l'apprentissage. Pour l'infirmière, le modèle qui fonde l'identité professionnelle est encore très imprégné de culture médicale. Celle-ci constitue la structure sur laquelle vont se construire les jeunes soignants qui, après un temps d'expérience, pourront se réaliser avec assurance et maîtrise, opérant à leur tour comme modèles identificatoires pour les plus jeunes. Ce processus est encore plus évident chez le jeune homme soignant en pleine recherche identitaire, peu tenté par les investissements à connotation féminine. Au-delà des discours convenus et attendus, il en est quasiment de même pour les aides-soignant(e)s, dont les protestations et regrets établis sur l'envie des infirmières prouvent toute la difficulté à penser les soins autrement que dans le champ médical.

Au niveau de la formation, tout concourt à une appropriation de ce modèle médical socialement valorisé et narcissiquement avantageux, comme le démontrent les infirmières elles-mêmes à travers leurs savoirs et leurs investissements. La structure sur laquelle vont pouvoir se construire les savoirs et les compétences professionnelles est forte, cohérente ; les liens de causalités institutionnelles et personnelles (motivations et représentations des jeunes élèves par exemple) se rejoignent pour produire des apprentissages. Les soins de base, en revanche, interfèrent négativement, et leur rencontre est évitée autant que faire se peut, ou subie en attendant mieux. Ils n'ont pas de sens ou, pire, ils sont vécus comme le prix à payer pour valider la formation (obligation de faire des toilettes par les infirmières enseignantes par exemple). Ils représentent la part triviale de l'ensemble du système de soins.

Les soins de base : une nécessité triviale ?

Parallèlement à cette étonnante stabilité de l'idéal infirmier dans le champ médico-technique, des infirmières se sont lancées, depuis une vingtaine d'années, sur les traces d'un « rôle propre » à grand renfort de valeurs humanistes, de concepts originaux et de propositions pratiques nouvelles, signifiantes de ce champ pratique. Tout en restant attachées à leurs investissements médico-techniques, elles ont promu l'idée d'une spécificité professionnelle liée à cette notion. Le rôle propre, soutenu par une loi le reconnaissant et un décret de compétences précisant sa nature et son champ d'application, a donné lieu au début des années soixante-dix à la mise en œuvre de programmes de formation initiale et continue visant une pratique formalisée et effective. Ainsi, les infirmières ont été initiées au « plan de soins infirmiers » puis à « la démarche de soins infirmiers », fondée sur l'analyse des « besoins fondamentaux de la personne soignée » qui les ont conduit plus récemment à produire des « diagnostics infirmiers » ; et en amont de la méthode, elles ont appris à considérer la personne soignée globalement, comme un tout, c'est-à-dire comme une « entité bio-psycho-socio-culturelle ».

Ces quelques expressions illustratives de ce courant de pensée sont les indicateurs d'une culture riche en germes nouveaux qui devaient conduire les infirmières à dépasser leurs investissements traditionnels déterminés par l'ordre médical auquel elles étaient historiquement liées. Mettre la personne au cœur de la relation de soins infirmiers, c'est vouloir tenir une position originale et audacieuse en ce sens qu'elle prend le contre-pied de la relation médicale fondée par le rapport de maîtrise sur le corps et la maladie.

Cependant, en 1992 (soit près de quinze ans après la loi instituant le rôle propre infirmier), la réforme des études conduisant au diplôme d'État d'infirmier(e) englobant la spécificité des soins infirmiers en milieu psychiatrique annonce « l'émergence d'un nouveau profil infirmier » qui est présenté ainsi :

> Un infirmier apte à dispenser des soins infirmiers prenant en compte l'ensemble des problèmes posés par une atteinte fonctionnelle et une détresse physique ou psychologique qui frappe une personne. L'infirmier doit faire participer l'individu ou le groupe en prenant en considération leur dimension culturelle et leur personnalité[1].

Cet énoncé révèle en quelque sorte l'échec relatif de l'entreprise de formation au « rôle propre infirmier », puisque « le nouvel infirmier » resterait encore à venir. Si les programmes de formation, qu'elle soit initiale ou continue, montrent incontestablement un entraînement infirmier et aide-soignant considérable dans ce courant, les preuves d'un investissement pratique sont beaucoup moins évidentes. Les soins d'hygiène présentent les conditions idéales pour un investissement infirmier propre : écoute, analyse de la situation et partage des conclusions avec les différents intervenants de l'équipe de soins, initiatives en termes d'aide et d'accompagnement, d'éducation et de réhabilitation. Ils constituent par ailleurs un moyen d'évaluer le chemin parcouru par de jeunes infirmières formées aux idées et pratiques nouvelles. L'analyse des observations réalisées pour cette étude est plutôt décevante à ce propos. Les réactions des infirmières devant l'intervention inattendue ou insistante de la personne soignée, pour qui la situation de toilette favorise le regard sur soi et des découvertes souvent éprouvantes, montrent des difficultés à pouvoir gérer ces données jugées dérisoires ou trop gênantes. Pour elles, la fuite, la diversion sont les premières réponses, et le cadrage de la situation dans les strictes obligations et logiques médicales place l'interaction dans un rapport de domination et de fermeture sans concession. Dans les cas où l'infirmière a été fortement interpellée sur le plan éthique, il n'y a pas eu

1. Programme des études d'infirmier(e). Annexe de l'arrêté du 23 mars 1992.

d'autres démarches auprès de l'équipe et du médecin, notamment pour mettre en travail ce qu'elle avait compris sur la personne au cours de la toilette. En dehors des questions entrant incontestablement dans le champ médical, l'infirmière n'a pas les moyens lui permettant de s'impliquer et de contribuer à une analyse globale.

De par sa nature, la toilette ouvre une brèche dans l'ordre bio-médical qui peut être exploitée par les personnes soignées. Si les infirmières suivent parfois un peu ces dernières sur leur terrain, sans repères et sans ressources pour maîtriser la situation, elles abandonnent bien vite ce vagabondage forcé au cours duquel elles craignent de se perdre. Elles reviennent alors dans le cadre familier, c'est-à-dire le respect de la prescription, des décisions et des projets du médecin pour ses malades, dans lequel elles excellent en tant que relais fiable et efficace de ce dernier. Elles savent de quoi parler, comment parler et comment repérer les manquements ou les erreurs qui risquent d'entraver ce que veut et attend le médecin. Mais ces observations ne doivent pas nous faire oublier que, plus généralement, les infirmières, et encore plus les infirmiers, évitent un investissement permanent dans les soins de base. Ceux-ci reviennent aux aides-soignants, qui n'ont pas la possibilité d'y « échapper », la fonction ayant précisément été créée pour répondre aux besoins élémentaires des personnes soignées. C'est cette évidence-là qu'il convient d'interroger pour comprendre la faible et fragile structure sur laquelle pourrait s'édifier un apprentissage et des transformations positives.

Autrement dit, les soins de base ou *nursing* souffrent d'une déconsidération et d'un mépris tenaces. Ils cumulent des caractéristiques triviales et souvent répugnantes par rapport à l'idéal humain, ce qui peut conduire à leur rejet et ne favorise pas une production de savoirs originaux s'y rapportant (théoriques et pratiques). En conséquence, la culture dominante et référente qui agit comme structure dans le processus de formation reste la culture biomédicale, et, accessoirement, tous les savoirs en rapport avec les soins de base vont être construits et utilisés dans ce cadre. Sans ce soutien, les soins de base, et particulièrement les soins d'hygiène, n'ont à voir qu'avec le « sale » et les souillures de toutes sortes. Ils relèvent de la corvée et reviennent « naturellement » aux aides-soignantes, personnel moins qualifié, dernier maillon de la hiérarchie soignante. C'est exactement ce que dit une infirmière libérale qui a pris une part au mouvement récent des paramédicaux se sentant lésés suite aux mesures visant à réduire les dépenses de santé. Brandissant un panneau sur lequel apparaît le slogan fétiche des infirmières depuis la révolte de 1988 – « Ni nonnes ni bonnes ni connes » –, elle explique qu'elle et ses consœurs ne se sentent plus reconnues, et notamment par les médecins :

> Certains médecins pensent qu'on est bonnes qu'à torcher des... Un gant de toilette greffé sur la main droite et un rouleau de papier dans la gauche. Je n'ai pas fait quatre ans d'études pour ça. J'ai travaillé en hématologie, je sais faire une chimiothérapie, mais on ne nous donne pas d'hospitalisation à domicile. On est de plus en plus bouffés par les toubibs, certains font eux-mêmes les pansements pour le prix d'une consultation[1].

De manière plus générale, cette considération péjorative et distante envers les activités visant à répondre aux besoins humains corporels n'est que le reflet d'une mentalité qui perdure depuis l'Antiquité. Pour la philosophe Hannah Arendt, elles relèvent de ce qui était considéré comme un travail, c'est-à-dire une corvée qui échouait aux esclaves ou aux paysans pour assurer leur subsistance et celle de leurs maîtres, libérés ainsi des préoccupations domestiques et pouvant s'investir dans l'action noble. Rappelons que le premier sens du mot « travail » s'apparente à la torture et au tourment. Le *travail* est distinct de l'*œuvre,* qui est un produit utile, dépendant du savoir technique des artisans et de l'*action* résultant de la pensée politique qui va influer sur la vie des hommes et de la société. Les investissements dans les activités visant la nourriture, l'entretien et le nettoyage de l'espace intime et social, quoique jugés indispensables, ont été longtemps méprisés, sous-estimés et infligés aux gueux et aux vaincus, qui devaient ainsi payer de leur corps leur condition innée ou acquise par leurs erreurs et comportements asociaux :

> [...] la lutte quotidienne dans laquelle le corps humain est engagé pour nettoyer le monde et pour l'empêcher de s'écrouler ressemble bien peu à de l'héroïsme ; l'endurance qu'il faut pour réparer chaque matin le gâchis de la veille n'est pas du courage, et ce qui rend l'effort pénible, ce n'est pas le danger, mais l'interminable répétition[2].

C'est cela qui rend le travail – ce travail – trivial et sans intérêt, parce qu'il est précisément nécessaire, indispensable et répétitif. Les soins de base sont les héritiers de cette conception, et ceux qui les accomplissent dans les hôpitaux et hospices en souffrent depuis toujours.

Les valeurs chrétiennes qui sont à l'origine de l'institutionnalisation des soins au Moyen Âge ont contribué à les valoriser en sublimant

1. « La Grogne des "oubliés" de la santé », *Le Télégramme de Brest*, 19 mars 1998.
2. Hannah Arendt, *Condition de l'homme moderne*, Paris, Pocket, 1988, coll. « Agora », p. 147.

l'accomplissement des servantes de Dieu dans les œuvres de miséricordes inspirées de l'évangile de saint Matthieu[1]. Il faut toutefois relativiser les investissements pratiques en rapport avec les soins du corps. Pendant très longtemps, ceux-ci étaient limités en raison du mépris des besoins corporels au bénéfice des besoins de l'âme, mais aussi parce que, parallèlement, les comportements en matière d'hygiène corporelle privilégiaient la protection du corps de l'eau et du lavage[2]. C'est au début du dix-neuvième siècle que se répand l'idée de « l'eau qui lave » et rend propre, idée renforcée par les découvertes pasteuriennes[3]. L'intérêt de l'hygiène corporelle est alors reconnu en milieu hospitalier et donne lieu à des préconisations précises. Mais, généralement, elle est confiée aux garçons et filles de salle : personnel socialement défavorisé et peu instruit, ce qui souligne la banalité de ces soins que tout le monde peut faire. C'est encore le cas actuellement. Il n'est pas rare que les toilettes soient déléguées sans hésitation aux très jeunes élèves en stage de découverte du milieu ou encore aux personnes en contrat emploi-solidarité... La formation des infirmières, sans les ignorer, s'est essentiellement développée dans le champ médico-technique, au point pour les infirmières d'être totalement absorbées par « la technique », ce que déplore Marie-Françoise Collière :

> En se médicalisant, les soins infirmiers ont perdu de vue et délaissé *tout ce qui prend sens pour assurer la continuité de la vie des hommes et leur raison d'exister*. En abandonnant tout le très vaste domaine des soins d'entretien de la vie, ou en le reléguant comme secondaire, mineur et d'aucune importance, il se crée une immense béance au niveau des soins infirmiers[4].

Au début des années soixante-dix, apparut en France un courant de revalorisation des soins de base, courant influencé – entre autres – par la publication des *Principes fondamentaux des soins infirmiers* de Virginia Henderson, infirmière des États-Unis pour qui les besoins humains élémentaires sont une des conditions de l'amélioration de l'état de santé et une garantie de l'épanouissement personnel des hommes. Les soins infirmiers n'ont de sens que s'ils répondent à ces besoins. Elle rejoint la conception de Florence Nightingale, infirmière anglaise qui, au dix-neuvième siècle, avait posé les bases de la démarche de *nursing* comme com-

---

1. Il s'agit du récit du Jugement dernier dans l'Évangile de saint Matthieu, chap. 25 (cf. Jean Guillermand, *Histoire des infirmières*, t. 1, *op. cit.*).
2. Cf. G. Vigarello, *Le Propre et le sale, op. cit.*
3. Cf. *ibid.*, 4e partie.
4. Marie-Françoise Collière, *Promouvoir la vie, op. cit.*, p. 247.

plément indispensable des soins de *cure* nécessités par la maladie, les blessures, etc.

Mais ce mouvement est resté très déconnecté de la pratique, du moins en France (mais pas seulement), et n'a pas su ou pas pu s'enrichir de considérations novatrices et enrichissantes. Qui n'a pas entendu la boutade qu'en somme, « le rôle propre, c'est le rôle sale ! » et, sinon, qui ne l'a perçue ou pensée ? Le problème se cristallise et peut devenir insoluble en gériatrie ou en cas de prise en charge de malades handicapés lourds ou atteints de pathologies chroniques incurables et invalidantes. Le témoignage suivant d'une infirmière lors de sa prise de poste en gériatrie est très révélateur de la mentalité partagée par de nombreux professionnels confrontés à ce lieu d'exercice :

> J'ai commencé à me sentir angoissée... quand on m'a montré... j'ai cru que j'allais défaillir. J'ai dit : c'est pas possible ! C'est une punition... qu'est-ce que je fous là-dedans ?... J'ai fait de la chirurgie, de la médecine, j'ai travaillé aux urgences pendant pas mal d'années... Je peux pas atterrir là ! C'est pas vrai... Je suis restée...
>
> Quand je suis arrivée chez moi, j'étais très fatiguée physiquement et moralement. Je ne pouvais pas sortir un mot, et ça a duré un bon mois. Je n'ai jamais pu dire à mon mari où je travaillais. J'avais honte de lui dire où j'avais atterri... un sentiment de honte purement et simplement. Il me disait : c'est bien ton hôpital ? hum... c'est tout, pas un mot ne sortait[1].

Ce témoignage a pour intérêt de mettre en relief les obstacles au développement d'un investissement infirmier dans un domaine autre que médical : supériorité de l'action technique étayée sur la science médicale ainsi que sentiment de dévalorisation extrême qui se rattache à une situation dépourvue de ces investissements jugés prestigieux, pouvant aller jusqu'à l'humiliation, la honte et le déshonneur.

Cette première approche permet de mettre en évidence le problème structurel rendant difficile la formation des jeunes soignants : *les soins de base, dévalorisés et privés de savoirs produits et montrés par les modèles professionnels, ne bénéficient pas d'une structure solide sur laquelle pourraient s'édifier les projets et les compétences des plus jeunes.*

Mais d'autres éléments vont s'ajouter à ce premier handicap, et l'aggraver.

1. Extrait du documentaire *Les Exclus du crépuscule*, par les Drs Éric Bret et David Rechtman, Méli-Mélo Productions, 1992.

Le « rôle propre infirmier » opposé aux conceptions de la médecine classique

L'invariant de toute théorie et de tout modèle conceptuel qui fonde et légitime le « rôle propre infirmier » est la personne soignée. Celle-ci est au centre de la relation de soin. Cette orientation n'est pas banale ; elle pourrait être le point de départ d'un « réel mouvement de fond », comme le pressentent certains observateurs extérieurs, mais aussi des médecins et des administrateurs des établissements de soins. En choisissant la personne soignée, les infirmières provoquent une brèche culturelle dans l'institution médicale, dont les objets de recherche et de soins sont déterminés prioritairement par la biopathologie. Elles s'écartent de la culture médicale classique à laquelle elles s'étaient affiliées et cherchent ailleurs les références et appuis nécessaires à leur projet.

De l'examen clinique aux techniques de visualisation interne

Ce qui légitime en général les décisions du médecin et le pouvoir médical est un savoir sur le corps et les maladies qui peuvent altérer son intégrité et sa physiologie. « Pouvoir quasi religieux » dit Clavreul (mais aussi des auteurs comme Laplantine et Balint), qui fait que « tout médecin est un maître[1] ». En ce sens, la relation instituée est nécessairement de domination. Pouvoir de diagnostic, pouvoir de guérir, même s'il est à venir (on trouvera bien un jour… un traitement pour ce qui est encore incurable) ; pouvoir de rassurer en s'abandonnant corps et âme à celui que l'autorité de la science rend fiable et nécessairement efficace. Grâce au médecin :

> […] un sens peut être trouvé à ce qui était auparavant un pur non-sens. Et ce sens nouveau, le médecin affirme qu'il en a ou qu'il peut en avoir la maîtrise. Maîtrise au moins verbale, même s'il ne peut réduire la maladie[2].

Dans ce cadre, la parole du malade n'a pas de sens, si ce n'est pour informer des manifestations de la maladie, et notons qu'elle est de moins en moins nécessaire avec l'arsenal d'examens complémentaires devenus essentiels pour faire le diagnostic. Le sujet malade est exclu et s'exclut le plus souvent de toute participation à l'œuvre du maître ; sa sagesse et sa soumission sont les garants du meilleur résultat possible :

---

1. Jean Clavreul, *L'Ordre médical*, *op. cit.*, p. 74.
2. *Ibid.*, p. 84.

> Le malade n'a d'autre issue que de s'y plier (à « l'ordonnance » du médecin). Sinon il s'exclut du discours médical, par exemple en signant sa pancarte à l'hôpital. Cette signature le faisant redevenir sujet. Sujet du discours qu'il aura à tenir tout seul envers et contre le discours médical, c'est-à-dire contre tous[1].

Alors que Jean Clavreul propose une psychanalyse de l'institution médicale moderne et esquisse ses limites, d'autres, comme Michael Balint, ont montré l'intérêt qu'il y aurait à concevoir une relation médicale intégrant le sujet malade et son histoire. Enfin, les recherches des anthropologues sur la maladie, la mort et les soins nous ont appris à les considérer sous l'angle de la complexité, rompant de la sorte avec la pensée rationnelle classique de la causalité unique. Ainsi, François Laplantine, se réclamant de Marcel Mauss, met la maladie au niveau d'un « phénomène social total » et il la conçoit comme « un message surdéterminé », ce qu'ignore ou ne reconnaît pas le modèle biomédical selon son analyse. Pour lui, la maladie :

> [...] est le message surdéterminé d'un désir et d'une histoire de vie construite d'une manière singulière au confluent d'influences de toutes sortes (génétique, familiales, culturelles, psychologiques, écologiques) sans qu'il soit toujours possible d'isoler la pluralité de ces conditions convergentes car elles sont nouées dans un processus d'interactions extrêmement complexes[2].

De ce fait, il propose des modes d'approche nouveaux du phénomène de la maladie et des malades, et essentiellement une approche intégrant *la complexité de la maladie* et de la relation de soin qu'elle occasionne. En introduisant la dimension humaine dans la maladie et dans la relation de soin comme facteur essentiel et non pas comme un obstacle à la démarche de soin, il place la personne malade et soignée au centre de la relation soignant-soigné, la réhabilitant ainsi dans sa subjectivité : ses représentations, son ressenti, ses émotions et ses désirs. Mais, tout comme Jean Clavreul, François Laplantine prévient que cette conception se fonde sur des savoirs résultant des recherches en sciences sociales qu'il qualifie de « résolument antinomiques à la logique du savoir médical[3] ».

Ayant *l'écoute* comme principal lien avec le malade, cette démarche s'oppose au primat de *la vue* et du *toucher* qui ont fondé la technique de l'examen clinique. Et nous savons bien que, de plus en plus, grâce aux progrès constants de l'imagerie médicale, une détection et une observation

1. *Ibid.*, p. 109.
2. François Laplantine, *Anthropologie médicale, op. cit.*, p. 334.
3. *Ibid.*, p. 331.

des lésions in situ deviennent la règle de la conduite médicale, rendant l'observation et la palpation du corps annexes dans la pratique de la médecine. Ainsi, on assiste au :

> [...] triomphe des représentations spatiales sur les représentations temporelles, c'est-à-dire du regard sur l'écoute[1].

avec la complicité du malade lui-même qui en redemande.

Cette évolution technique renforce singulièrement le pouvoir médical sur le corps – objet de savoir, de surveillance et de réparation – et tend à accentuer son clivage en tant qu'objet purement biologique du sujet incarné. Comme le constate Didier Sicard :

> [...] plus l'imagerie est sophistiquée, plus elle sert à remplacer l'examen clinique, à éviter d'avoir à toucher « le corps en sueur » d'un malade. Il n'est pas toujours si facile d'aller palper les aisselles d'un corps en sueur... Et moins on touche le corps moins on a envie de le toucher. La timidité vis-à-vis de l'examen clinique est encouragée par le progrès[2].

C'est dans ce contexte d'évolution technique favorisant la connaissance de la machine corporelle dans ses moindres rouages que les infirmières sensibles à une relation de soin distincte de la relation médicale classique ont revendiqué l'exercice d'un rôle qui a pour projet de réhabiliter le sujet malade, ce qui justifie le terme de « patient » (au sens de celui qui souffre) ou celui de « personne soignée », plus souvent employé dans les textes officiels réglementant la profession depuis 1972 (programmes de formation, décret de compétences).

L'écoute de la personne soignée et ses conséquences culturelles

Selon la conception de Virginia Henderson[3], les soins infirmiers ont pour but essentiel la satisfaction des besoins fondamentaux humains. Elle les relie à l'ensemble des soins et activités que la personne accomplit en permanence pour maintenir et développer sa santé et auxquels doit être suppléé lorsqu'elle est dans l'incapacité de les assurer elle-même ; ils sont déterminants pour son développement et son autonomie, d'où leur importance.

---

1. *Ibid.*, p. 282.
2. Didier Sicard, « Des urgences au high tech », *in L'Hôpital à vif, op. cit.*
3. Exposée dans son livre *La Nature des soins infirmiers*, publié en 1966 aux États-Unis ; trad. franç., 1994.

Une telle visée dépend de la capacité de l'infirmière d'écouter et de comprendre la personne soignée dans le cadre d'interventions liées à l'observation des besoins des personnes, et dans lequel le rôle et la place de l'infirmière dans le système de soins prennent un relief particulier. Cependant, la capacité d'écoute n'est pas banale ; elle s'acquiert difficilement, au prix d'un important travail sur soi, une mise à plat de ses émotions, de son ressenti :

> L'infirmière qui se considère comme le soutien du malade lorsqu'il manque de volonté, de connaissances ou de force, fera un effort pour le connaître, le comprendre, se *« mettre dans sa peau »* [...]. Cette façon de se mettre à la place de l'autre est toujours difficile et ne réussit que relativement. Cela demande une bonne écoute, de même que l'observation et l'interprétation continues de la communication non verbale. Cela exige de l'infirmière qu'elle se connaisse elle-même, qu'elle ait conscience des émotions qui l'empêchent de se centrer sur les besoins du malade et sur les moyens appropriés pour répondre à ces besoins[1].

C'est en 1969, grâce à la diffusion en France des *Principes fondamentaux des soins infirmiers*[2], ouvrage dans lequel V. Henderson établit le célèbre cadre des quatorze besoins humains de base, que celle-ci va devenir la figure de proue d'un mouvement voulant donner aux soins infirmiers une originalité et une reconnaissance. Bientôt, d'autres modèles conceptuels viendront l'enrichir et le soutenir. Mais, malgré la diversité des approches, tous les modèles conceptuels infirmiers formalisés ont une base commune : *la personne soignée est au cœur de la relation de soins*. La personne doit être considérée dans son unité ou sa globalité bio-psycho-socio-culturelle ; l'efficacité du processus de soin et les exigences éthiques dépendent de cette conception. Si le dernier programme de formation infirmière confirme cette dernière en renforçant les moyens pour parvenir à la transmettre aux futur(e)s infirmières et infirmiers, elle était déjà clairement affirmée dans la présentation du programme de 1972 – « Il s'agit avant tout d'apprendre à soigner des personnes et non des maladies » – qui, dans cette perspective, est enrichi de connaissances en sciences humaines. Sept années plus tard, alors que « le rôle propre infirmier » est d'ores et déjà reconnu dans la nouvelle définition de l'infirmière (loi du 31 mai 1978), un nouveau programme de formation est

1. *Ibid.*, p. 77.
2. Ouvrage publié par le Conseil International des Infirmières, qui a connu très vite une large diffusion dans le milieu de la formation.

arrêté. La durée des études passe à trois ans, intégrant l'apprentissage à la démarche de soins infirmiers et des connaissances en sciences humaines conséquentes, dont une partie est consacrée à la psychologie médicale. Quantitativement, il est très difficile d'estimer la part réelle réservée aux sciences humaines, car elle ne se limite pas aux interventions des spécialistes (psychologues, sociologues...). Les projets pédagogiques des écoles insistent sur la réutilisation permanente de ces connaissances en formation clinique[1]. Avec le programme de 1992, il est frappant de constater, outre le concept d'infirmier polyvalent défini en préambule, que les deux premiers modules présentés dans le programme sont ceux consacrés aux sciences humaines. Ils précèdent les quatre modules transversaux de soins infirmiers. Cette place « privilégiée » ne résulte sûrement pas d'un positionnement purement hasardeux.

La culture médicale à laquelle les infirmières se sont identifiées ne suffit plus ou ne convient plus à leur dessein. Les écrits professionnels, les projets et les programmes de formation montrent de nouveaux intérêts et dessinent les contours d'un autre idéal.

- *La personne soignée est placée au centre de la relation de soin.* Elle doit être impliquée dans le processus de soin pour conquérir son autonomie perdue et préserver sa dignité, sinon rien ne justifie les soins du corps. Mais, pour cela, elle doit être reconnue et acceptée dans ses différences, sa culture, son histoire. C'est une prise de distance, voire une première rupture conceptuelle par rapport à la relation médicale dont la finalité est de localiser et d'éradiquer la maladie. Le projet de « prendre soin » travaillé par Walter Hesbeen[2] est l'aboutissement actuel de tout ce mouvement.
- *Les sciences humaines deviennent un pôle de références informationnelles* et concurrencent fortement les connaissances médicales fondées sur la biologie et ses dérivés. En mettant la personne soignée au centre du processus de soin, les infirmières se tournent vers d'autres connaissances que celles qui servent à la biomédecine. On constate que le rôle propre infirmier a été idéalement articulé aux sciences humaines, qui promettaient de lui donner sens et perspectives pratiques. Elles (en

1. Marie-annick Delomel, *Les Sciences humaines dans la formation des infirmières, op. cit.*
2. Cf. par exemple son livre *Prendre soin à l'hôpital. Inscrire le soin infirmier dans une perspective soignante*, Paris, InterEditions/Masson, 1997.

particulier la psychologie et la psychologie sociale et, plus récemment, l'anthropologie) constituent le substrat théorique sur lequel tend à s'édifier depuis plus de vingt ans maintenant une compétence infirmière originale qui a pour finalité l'aide à la personne soignée.

- *Une pratique infirmière différente est attendue.* On attend de l'infirmière qu'elle soit attentive aux besoins de base de la personne soignée afin que celle-ci puisse recouvrer la santé et son autonomie. Pour cela, elle doit écouter ce que dit la personne de sa maladie ou de son malêtre et s'engager volontairement dans une relation où il faut décoder, comprendre et aider à dire et pouvoir dire, mais où elle doit aussi concevoir le niveau d'interaction soignant-soigné qui intègre la complexité de la communication humaine. La généralisation d'une pratique fondée sur cette conception pourrait provoquer une rupture dans la relation de soin traditionnelle ayant pour objet la maladie ; c'est en tout cas un autre cadre qui la définit et la légitime.

De ces trois pôles, nous retenons que leur étayage – qui reste à préciser tant au niveau des contenus que de celui des méthodes pédagogiques privilégiées (que ce soit en formation initiale ou en formation continue) – repose sur des fondements qui, *idéalement, ébranlent les conceptions médicales traditionnelles des soins et, institutionnellement, menacent le système dans ses valeurs, son organisation et ses pratiques, et le soignant qui adopte cette conception s'expose à un dilemme personnel : comment poursuivre ses investissements dépendant de la pratique médicale centrée sur la maladie tout en en reconnaissant les limites à travers la prise en compte de l'ensemble des besoins humains et comment gérer cette connaissance de la personne soignée dans un travail d'équipe si celle-ci reste fortement dominée par la culture médicale et, bien sûr, le pouvoir médical ? Est-ce que les deux approches sont compatibles, complémentaires ?*

En réalité, nous avons vu, par le biais des soins d'hygiène qui ouvrent un espace à la personne soignée autre que celui que lui réserve la relation médecin-malade typique, combien il est difficile pour les infirmières de se situer et de faire face au foisonnement de demandes et de besoins « paramédicaux » qui surgissent au cours de cette rencontre (d'adulte à adulte) particulièrement insolite, pour ne pas dire contre nature.

Les infirmières, plus que les aides-soignantes pour qui la fonction est d'une certaine manière plus claire, sont soumises à la pression des usagers qui attendent d'elles une compétence d'écoute et d'attention aux besoins humains – dont témoigne l'essor considérable des recherches et données en éthique médicale et soignante. Elles se trouvent dans une période charnière de leur histoire, à la fois inconfortable et insécurisante, mais par ailleurs riche d'autres investissements possibles dans le courant induit par l'évolution culturelle favorisant la promotion du sujet désirant.

Quelle qu'en soit la raison, la dépendance aux autres pour les soins nécessaires à la vie n'est jamais une situation banale. Elle devient d'ailleurs, du fait même des progrès médicaux qui allongent l'espérance de vie au prix souvent de handicaps lourds, un phénomène majeur dans l'histoire des soins. Ces situations palliatives, d'accompagnement et de soutien sont complexes. Durables, elles sont émaillées de crises liées aux pertes successives (de la guérison totale, de la jeunesse, de l'image idéale de soi, de l'aggravation d'une pathologie parfois inexorable, etc.) et d'espérance pathétique, qui passe par l'attachement aux autres indispensables à la survie et, pour cela, tantôt aimés et tantôt haïs. Dans ces conditions, les soins de base dont se réclament certaines infirmières doivent trouver un sens et des fondements théoriques et pratiques qui consolideront les faibles structures actuelles, expliquant une réalité pauvre et méprisée. Il faut dépasser les stigmates de trivialité qui conduisent à les confier au personnel non qualifié et trop jeune, comme c'est encore trop souvent le cas ; il faut accéder à un savoir original qui donnera un sens aux soins, et particulièrement aux soins de base, dont on commence à connaître (peut-être vaudrait-il mieux dire à reconnaître), à travers les données psychologiques et anthropologiques, toute l'importance. C'est ce savoir produit par les soignants eux-mêmes, impliqués dans les soins de base, qui constituera le patrimoine culturel infirmier de référence. Il ne pourra se concevoir qu'au prix d'« une rupture épistémologique » ; c'est-à-dire que l'infirmière en quête de sens ne pourra y accéder qu'en se décentrant de ce qui l'a formée et identifiée. C'est à ce prix qu'elle y gagnera en lucidité, en créativité et en autonomie. Enfin, il faudra s'engager dans des pratiques concrètes d'action – au sens politique – qui auront une influence réelle, positive et constructive dans le système de soins. Cela nécessitera en parallèle des moyens humains cohérents et fiables et un rééquilibrage des qualifications soignantes dans toutes les institutions de soins. Il est alors probable qu'on puisse voir dans le « rôle propre infirmier » :

> [...] un réel mouvement de fond, un contre-pouvoir, pouvant aboutir à un renversement radical des procédures actuelles de la médecine hospitalière – et de

la médecine en général –, autrement dit à une sorte de révolution épistémologique, à un nouveau regard de l'homme occidental sur lui-même[1].

Où en est le milieu infirmier de ce projet ? A-t-il les capacités et les moyens de ses ambitions ? Il semble bien qu'un troisième obstacle vienne entraver un mouvement qui piétine et s'englue dans des dérives interminables.

Engagements et limites de la formation infirmière

Les structures de formation infirmière initiale et continue ont été largement mises à contribution pour former au « rôle propre infirmier ». Malgré les moyens importants déployés depuis une vingtaine d'années pour séduire les infirmières et les motiver à s'engager dans une mission spécifique originale qui a pour terrain d'application les soins de base, les résultats restent peu probants et assez décevants. L'analyse du cadre typique de formation aux nouvelles conceptions de soins, à la démarche de soins infirmiers et aux diagnostics infirmiers tentera de donner une réponse à cette énigme.

Autopsie de la formation au « rôle propre infirmier »

En 1987, lors d'un congrès du CEEIEC[2], un directeur d'hôpital lança à la tribune à l'adresse de l'auditoire composé essentiellement de représentant(e)s de la formation infirmière :

> Parler de l'incidence du rôle propre infirmier sur l'organisation et l'administration hospitalière est relativement aisé. Aisé en ce sens que les incidences sont quasi inexistantes : l'infirmière reste l'auxiliaire du médecin[3].

Il ne fait pas de doute que, dans le contexte de cette intervention, il s'agissait bien, sinon de provoquer, du moins d'interroger les responsables de la formation infirmière sur leurs capacités de former à l'exercice du « rôle propre infirmier ». Pourtant, tant en formation initiale qu'en formation continue, leur investissement dans des actions pour la promotion du « rôle propre » a été (et est toujours) considérable. Tout un contexte social et culturel y a concouru.

---

1. Jean-Pierre Hélary, « Le Retour à la relation humaine », art. cité.
2. Comité d'entente des écoles d'infirmières et écoles de cadres, fondé en 1949, devenu en 1992 Comité d'entente des formations infirmières et cadres (CEFIEC).
3. M. Lawrysz, « Organisation, administration hospitalière et rôle propre : quelle incidence ? », allocution aux Journées de Dijon organisées par le CEEIEC, compte rendu paru dans *L'Infirmière Enseignante*, n° 10, 1987.

• *La déception des infirmières qui ne se sentaient plus suffisamment reconnues par l'institution hospitalière à l'origine de leur idéal professionnel.* Dans les années soixante-dix, de nombreuses infirmières, emboîtant le pas au mouvement féministe qui s'imposait alors au tissu social, témoignèrent de leurs conditions de travail et dénoncèrent l'oppression du pouvoir médical et administratif auquel elles devaient se soumettre. De retentissantes publications soutinrent cette forme de révolte dont les médecins étaient les cibles privilégiées, comme le montre ce passage assez représentatif :

> Il y a l'autre engeance... la belle... la noble... à dominante mâle..., l'élite... culturée... sélectionnée... spécialisée... pas étrangère du tout... de grande famille... de haute souche... très parisienne et mondaine : la gent médicastre[1].

De manière plus convenue, nous retrouvons le même problème dans le Rapport de la Commission Nationale des Infirmières suite aux événements d'octobre 1988, qui ont mobilisé massivement les infirmières pour protester contre leurs conditions de travail et le manque de reconnaissance[2]. En citant le Dr Bourneville, fondateur, en 1878, des écoles d'infirmières de l'Assistance Publique de Paris – et pour qui ces dernières « doivent rester des auxiliaires scrupuleusement obéissantes. Il y va de leur intérêt et de l'intérêt des malades » –, les auteurs du rapport (tous infirmières et infirmiers) estiment que la situation n'a guère changé depuis lors : « [...] le corps médical attend toujours d'elles qu'elles restent leurs auxiliaires scrupuleusement obéissantes. » Ce qui a changé, c'est le degré de tolérance à la supporter, ce qui est clairement affirmé quelques lignes plus loin :

> [...] la profession infirmière essentiellement exercée par des femmes ne se reconnaît ni comme exécutante aveugle et corvéable à merci, ni comme salariée banale, ni comme collaboratrice au service exclusif du médecin[3].

Dans ce contexte de crise identitaire, l'idée du « rôle propre infirmier » – qui a trouvé un soutien légal à travers la loi du 31 mai 1978 et le décret relatif aux actes professionnels de 1981 (abrogé et remplacé depuis) –, en laissant espérer un espace de réalisation autre que celui dépendant du pouvoir médical, est plébiscitée. D'autant plus que les

1. Victoria Thérame, *Hosto-blues*, Editions des Femmes, 1974, p. 28.
2. Rapport de la Commission Nationale des Infirmières sur la demande de Claude Évin, ministre délégué de la Santé suite au mouvement de grève d'octobre 1988 de l'ensemble du corps infirmier, 9 décembre 1988.
3. *Ibid.*, p. 6.

références aux sciences humaines qui l'étayent lui donnent une valeur que le seul champ pratique désigné ne peut lui conférer. Dès lors, les soins de base ont suscité un certain intérêt de la part des infirmières.

• *La pression des usagers des soins eux-mêmes* vient renforcer ce courant. S'organisant de plus en plus en associations, ils dénoncent les abus de la médecine moderne qui sacrifie la dignité humaine, et réclament un meilleur service des institutions sanitaires, notamment une humanisation des prestations des professionnels des soins. À plusieurs reprises, ceci a été entendu par les pouvoirs publics : la Loi d'humanisation des hôpitaux de 1971 inaugure un mouvement continu allant dans le sens d'une éthique incontournable. Les nouvelles compétences attendues du « rôle propre » (écoute, aide, accompagnement en lien avec les besoins fondamentaux) permettent d'espérer un médiateur fiable et utile dans les relations déshumanisées en raison de la place prise par la technique médicale.

• Enfin, *dans tous les secteurs de l'exercice professionnel, la formation continue*, créée dès 1969 par l'École internationale d'enseignement infirmier supérieur de Lyon, prend son essor et s'organise. Au cours des années quatre-vingt, on peut observer une multitude d'actions de formation à la démarche de soins infirmiers censées conduire à la pratique structurée et formalisée d'une mission infirmière spécifique. Que ce soit sous forme de stages de formation, de conférences, de journées d'études, de salons infirmiers, il n'est question que de démarche de soins et, bientôt, de diagnostics infirmiers. Dans ces domaines, le service infirmier, qui s'impose progressivement dans les établissements hospitaliers, obtient relativement facilement des crédits pour mener à bien des projets de formation à grande échelle dans le but d'induire un changement radical dans les pratiques soignantes. Il favorise également la généralisation de la formation de cadres infirmiers qui contribueront largement à répandre l'idée du « rôle propre infirmier ».

Les infirmières formées à une conception de soins centrée sur la personne soignée et à l'analyse des besoins fondamentaux devaient être les initiatrices et les moteurs du changement souhaité dans l'institution hospitalière. Or, alors que tout concourt à la formalisation et à la reconnaissance d'une activité infirmière originale, la mise en pratique du « rôle propre » est aléatoire et peu probante et reste globalement annexe au projet médical.

Comment expliquer que cette formation ait un impact pratique si faible, alors que des moyens considérables ont été déployés, en formation initiale comme en formation continue ?

En fait, le projet de formation typique impose un cadre conceptuel, des modèles théoriques de référence, des méthodes et des procédures pratiques à appliquer dans un champ de réalisation idéalisé. Il fait fi de l'histoire professionnelle et personnelle, des représentations et motivations, comme des réalités du travail ; il ignore les épreuves psychoaffectives engendrées par les investissements dans les besoins de base, dont nous avons vu l'importance à propos des soins d'hygiène ; et il néglige les aptitudes de tout être humain à s'engager dans une démarche de savoir. Puisqu'il y a urgence à s'engager dans le « rôle propre infirmier », il faut adhérer au plus vite aux modèles, et ce pour le bien des personnes soignées comme de celui du corps infirmier unifié et soudé autour de cette idée magique. Nous avons là ce que René Kaës nomme « la triple allégeance de l'idéologie à ses objets narcissiques [1] » :

- à l'idéal porté par « le rôle propre infirmier » et ses représentations idéalisées d'autonomie sur fond de séparation avec le corps médical et la constitution d'un « corps infirmier » puissant, capable de rivaliser avantageusement avec les médecins sur le terrain de la santé publique ;
- à l'idole, à savoir les théoriciennes des soins infirmiers des États-Unis et du Canada et, parmi elles, Virginia Henderson. Cette dernière a été associée aux « quatorze besoins fondamentaux », qui ont été érigés en modèle d'application jugé facile et efficace, auquel certains milieux ont cependant préféré d'autres modèles, plus « intellectuels ». Les formateurs et conférenciers qui les ont transmis aux infirmières – prenant souvent soin de simplifier la pensée des auteurs – ont mis en avant l'intérêt qu'il y aurait pour la profession infirmière à les adopter ;
- aux idées omnipotentes, c'est-à-dire la conception globalisante de la personne soignée, prenant en compte toutes ses « dimensions » – bio-psycho-socio-culturelles – qui interfèrent dans l'ensemble des problèmes de santé et leurs résolutions ; la démarche de soins infirmiers, présentée comme une méthode scientifique de résolution de problème, clé indispensable de l'identification des problèmes de santé et du suivi de leur évolution après la mise en œuvre d'un projet de soins formalisé et écrit ; et, plus récemment, les diagnostics infirmiers, références d'une multitude de problèmes de santé régulièrement enrichies, dans lesquelles les infirmières peuvent puiser la problématique de chaque personne soignée.

Ce triptyque, qui sert de base et de cadre à la formation (initiale et continue) des infirmières, fournit le prototype d'une formation à caractère idéo-

1. René Kaës, *L'Idéologie. Etudes psychanalytiques*, Dunod, 1980, p. 128.

logique mue par *la recherche de l'idéal, ignorant les excès qu'elle induit, dont celui de conditionner à l'application d'un rôle exercé au plus près des modèles de références, désamorçant toute critique jugée menaçante et évitant de penser et de donner un sens au champ de réalisation, qui devient en quelque sorte secondaire. Alors qu'elle veut promouvoir des compétences infirmières d'initiatives, de créativité pour le bien des infirmières, la formation les conduit à une nouvelle dépendance appauvrissante, et sans doute à une limitation de leur action. C'est là son caractère paradoxal.*

Cependant, pour un temps, du moins en formation continue, la crise d'identité dont souffrent beaucoup d'infirmières va faciliter leur adhésion au nouveau modèle. L'enthousiasme est général, surtout parmi les nouveaux cadres soignants et les enseignants promus messagers de sa transmission et garants de son application. Mais, passé le stade de la découverte qui séduit et suscite l'adhésion inconditionnelle, le transfert en milieu de soins est difficile et l'application du rôle appris est très limitée. Les bénéfices de la formation s'émoussent, et il ne reste dans le dossier de soins que quelques vestiges de supports vides de contenus significatifs du « rôle propre infirmier ». Les élèves, quant à eux, prennent rapidement conscience des obligations et contraintes de la formation en matière de démarche de soins et s'inscrivent au mieux dans le cadre attendu chaque fois qu'ils le jugent nécessaire ; mais ils aspirent à pouvoir s'en libérer dès le diplôme obtenu, ne lui donnant aucun sens autre que scolaire.

En 1982, Marie-Françoise Collière, reprenant les conceptions de soins de Florence Nightingale, insiste sur l'importance des « soins d'entretien de la vie » dans les processus vitaux humains du début jusqu'à la fin de la vie. Ils sont l'essence même de toute vie humaine. En cas de maladie, d'accident, conduisant à la dépendance provisoire ou durable, ils sont au centre du processus de guérison ou d'adaptation. Pour elle, ils ne deviennent secondaires qu'en cas d'urgence organique vitale relevant d'une prise en charge médico-technique brève. Sinon, prévient-elle : « La vie se retire à chaque fois que l'on se préoccupe davantage de ce qui meurt que de ce qui vit[1]. » Soulignant l'importance dans l'histoire professionnelle du

1. *Promouvoir la vie, op. cit.*, p. 245. Ce thème est l'axe central de l'œuvre de Marie-Françoise Collière. Largement développé et analysé dans *Promouvoir la vie*, particulièrement dans le chap. 12 (« Interrogation sur la nature des soins pour comprendre la nature des soins infirmiers »), on le retrouve dans toutes ses publications, et notamment dans le dossier de *L'Infirmière Magazine* paru en septembre 1990 intitulé « Vers un exercice infirmier reconnu », et aussi dans une publication moins connue du milieu infirmier, *Les Cahiers du GRASI*, n° 10, 1992, qui a reproduit son intervention

courant de revalorisation de la relation soignant-soigné et celui « axé sur le développement de la santé »[1] qui mobilisent les infirmières en quête d'une identité plus satisfaisante, elle s'inquiète, en dépit de l'euphorie ambiante accompagnant la naissance du « rôle propre », de la transformation des théories de soins infirmiers en modèles pratiques figés, standardisés et simplifiés. Cette tendance, déjà manifeste à l'aube des années quatre-vingt, ne serait que la reproduction d'une formation des femmes soignantes à un rôle à appliquer. « Le cadre conceptuel systématisé » et le « modèle rigide » « risque[nt] de radicaliser la démarche de réflexion » de l'infirmière et d'en appauvrir le sens, car le modèle à appliquer évite de penser. L'investissement de l'idée du « rôle propre » conduit de cette manière à endoctriner plus qu'à favoriser le développement et la créativité personnels. L'intérêt des modèles, concepts et théories de soins infirmiers est d'

> essayer de comprendre les bases de connaissances auxquelles ils (les modèles) se réfèrent et comment ces connaissances, en pouvant se recombiner indéfiniment dans différentes situations, apportent quelque chose d'irremplaçable au contenu et à l'approche des soins infirmiers, tout en ouvrant de nouvelles pistes d'interrogation et de réflexion[2].

Autrement dit, dans une perspective de changement et de développement de nouvelles compétences, on ne peut pas faire l'économie d'un travail de recherche – qui s'organise forcément à la croisée de théories, concepts, modèles qui constituent des données informationnelles –, d'une expérience des réalités et d'une démarche critique.

Plus récemment, Walter Hesbeen a lui aussi alerté les infirmières sur les impasses d'une fixation aux dogmes de la démarche de soins et des diagnostics infirmiers. Il critique la position radicale qui donne à l'infirmière, dans le cadre de son rôle propre, l'exclusivité d'une capacité de « prendre soin » de la personne soignée. « Prendre soin » d'une personne n'est pas l'apanage de l'infirmière :

> L'expression : « le médecin doit s'occuper de la maladie et l'infirmière du malade » illustre fort bien les effets de la pensée disjonctive et avec elle, la pauvreté conceptuelle sous-jacente de la complexité de l'humain[3].

« Redécouvrir... élaborer les savoirs des soins » au colloque « Des soins infirmiers à la science infirmière » ; enfin, dans son dernier livre, *Soigner... le premier art de la vie*, Paris, InterEditions, 1996.

1. M.-F. Collière, *Promouvoir la vie, op. cit.*, chap. 7 et 8.
2. *Ibid.*, p. 223.
3. Walter Hesbeen, « Pour une réorientation du soin infirmier », *Objectif Soins*, n° 28, décembre 1994.

La problématique des soins n'évoluera pas, ni, *a fortiori*, ne trouvera de solution dans une conception séparatiste des acteurs de soins. Paradoxalement, la « vision globale » est tout aussi réductrice que « la pensée disjonctive » qui isole un phénomène de l'ensemble pour le traiter ; se donnant une caution scientifique, elle conduit tout simplement à des « effets dévastateurs ». Pour Walter Hesbeen, la capacité qu'ont les infirmières de retrouver les liens, les facteurs qui interviennent dans la complexité des situations leur permet de dépasser un travail consistant à appliquer une démarche de soins et à prendre part activement à une concertation impliquant l'ensemble des acteurs pour prendre soin des personnes dont elles ont la charge. C'est précisément le questionnement des outils, des pratiques et des connaissances rendu nécessaire qui contribuera au développement des compétence qu'il qualifie d'« art infirmier ».

Qu'est-ce qui empêche la mise en œuvre de ce projet de formation ?

La prise en main de la formation par les infirmières

La particularité de la formation à la démarche de soins et aux diagnostics infirmiers est qu'elle a essentiellement mobilisé des infirmières enseignantes[1], et en particulier celles des écoles d'infirmières et IFSI, dont la mission est de former les élèves infirmières et infirmiers aux concepts de soins et à la démarche de soins. Pour ce faire, elles ont dû elles-mêmes acquérir les connaissances nécessaires pour faire face à ces nouvelles obligations sans pour autant les avoir mises en œuvre dans les situations de soins. En même temps qu'elle a pu profiter des services de spécialistes en matière de formation, la profession, en faisant appel aux infirmières enseignantes, a cherché des garanties en termes de connaissances utiles à la pratique, celles-ci leur étant familières de par leur histoire professionnelle. De plus, dans le contexte de revendication d'une spécificité infirmière, il importait que cette mission revienne à ceux qui appartenaient au milieu infirmier : personne mieux que les infirmières ne pouvait se prévaloir de ce qui leur était nécessaire.

Cependant, les infirmières formatrices ne bénéficient pas d'un statut particulier, et leurs compétences en pédagogie ou andragogie ne donnent pas lieu à des exigences très affirmées. Déjà leur dénomination reste floue. En formation initiale, le terme de *monitrice,* longtemps employé, est actuellement rejeté par les intéressées elles-mêmes, qui n'apprécient pas les

1. Lire partout : infirmières enseignantes/infirmiers enseignants ; formatrices/formateurs ; monitrices/moniteurs.

connotations péjoratives qui s'y rattachent ; pourtant, il est toujours utilisé par les soignants et les étudiants. Les enseignantes des IFSI se désignent maintenant volontiers comme *cadre infirmier enseignant(e)*, affichant ainsi une qualification obtenue par une formation reconnue et obligatoire à l'exercice d'une fonction cadre valorisante, qui reste toutefois interchangeable entre le secteur des soins et celui de la formation. Enfin, on constate que le terme d'« enseignant » semble à son tour dépassé et contesté. Depuis peu apparaît la revendication du titre de *formateur*, toutefois dépourvu du qualificatif « infirmier », c'est-à-dire désinvesti de l'*identité professionnelle*.

La réforme de la formation initiale en 1992, qui a fusionné la formation des infirmières en soins généraux et en soins psychiatriques et transformé les écoles d'infirmières en instituts de formation en soins infirmiers (IFSI), reste assez vague quant à la dénomination des personnes chargées de la formation infirmière ainsi que sur leurs missions. L'arrêté du 30 mars 1992 relatif aux conditions de fonctionnement des IFSI fait état de *surveillants participant à la formation,* qui « contribuent à l'enseignement théorique et clinique et à l'évaluation continue des étudiants » ; à l'article suivant, ils sont mis sur le même rang que les surveillants chargés de fonction d'encadrement dans les services de soins, les médecins, les pharmaciens et toute autre personne qualifiée dans la discipline traitée pour assurer l'enseignement théorique. En somme, les missions du « surveillant participant à la formation » se résument en une fonction annexe, interchangeable et indistincte. Seul le suivi pédagogique, enfin reconnu, apporte une note distinctive, mais sa mise en œuvre reste mal définie et suscite des réserves de la part des étudiants eux-mêmes[1]. Notons que nombre d'enseignantes restent attachées à leur appartenance à leur milieu soignant d'origine et apprécient la possibilité de naviguer entre la formation et les unités de soins au gré de leurs motivations et des opportunités qui se présentent. Cependant, comme l'a montré une enquête réalisée en 1985, parmi tous les statuts et modes d'exercice infirmiers, c'est la « monitrice » qui aurait la plus faible identité professionnelle, en raison de son « éloignement du soin et du malade [2]. »

En formation continue, c'est la dénomination de formateur ou de formatrice qui tend à se généraliser. Si cette appellation recouvre différentes

---

1. Évaluation du programme des études préparatoires au diplôme d'État d'infirmière et d'infirmer de 1992 par le ministère de la Santé, transmis à tous les IFSI en 1997.
2. GRIPI, *L'Identité professionnelle de l'infirmière,* Paris, Le Centurion, 1986, p. 118.

conceptions, dans le cadre des actions de formation à la démarche de soins et aux diagnostics infirmiers c'est, comme en formation initiale, la transmission de modèles théoriques et pratiques qui prédomine, bénéficiant en outre d'une multitude de moyens pédagogiques attractifs que l'ingénierie de la formation ne cesse de développer.

En fin de compte, pour tout ce qui touche au « rôle propre », ce n'est pas la démarche de formation qui importe, mais l'identité d'infirmière affichée par les formatrices ainsi que leurs inclinations et convictions à « faire passer le message ».

À cela s'ajoute que, depuis une vingtaine d'années, les infirmières enseignantes se sont trouvées au confluent de deux courants. Le premier, le courant médico-technique hospitalier, mobilisa fortement les motivations et la formation depuis son origine, alors que le second, moins connu et reconnu, invitait, en se fondant sur les sciences humaines, à mettre la personne soignée au centre du projet de soins en partant de ses besoins de base. Les enseignantes ont dû gérer cette antinomie culturelle pour satisfaire les aspirations du milieu infirmier en quête de distinction et réclamant une infirmière autonome, libérée de son rôle d'auxiliaire médicale.

Emportées par ce mouvement tumultueux dans lequel elles étaient partie prenante, tiraillées par des logiques contraires, les infirmières enseignantes ont sacrifié la démarche de savoir pour souscrire à l'illusion d'une formation consistant à transmettre des théories attrayantes, des méthodes et techniques nouvelles (gestuelles, relationnelles) « prêtes à l'emploi » et qui alimentaient le rêve d'une nouvelle infirmière capable de rivaliser avec la puissance de l'institution médicale, qu'elles devaient néanmoins continuer à servir.

Simultanément, le principe affiché étant désormais de soigner des personnes et non des maladies, elles ont dû organiser les premiers enseignements de sciences humaines. A ce titre, elles ont rencontré de nouveaux interlocuteurs, représentants d'une culture en plein essor, qui étudiaient le psychisme humain, les relations avec l'environnement, la communication. Les psychologues sollicités pour les besoins du programme remarquent que les enseignantes « [...] ne sont pas très au clair sur ce qu'elles veulent... c'est flou » et même, le plus souvent,

> [...] il n'y a pas de discussion de quoi que ce soit (pour l'établissement du programme). C'est les heures et la planification. C'est l'organisation et non la négociation d'un contenu[1].

1. Marie-annick Delomel, *Les Sciences humaines dans la formation infirmière, op. cit.*

La formation cadre, très (beaucoup trop) courte, et elle aussi dépendante du système en place, a volontiers contribué au développement de cette pédagogie de conditionnement qui, dans le fond, est très proche de celle qui a formé des générations d'infirmières à un auxiliariat médical efficace. Les enseignantes chargées de former des infirmières pour l'institution hospitalière, dominée depuis les années cinquante par l'implantation de la médecine moderne qui n'a cessé de se développer depuis, n'ont pas été préparées à une démarche de recherche imposant une véritable rupture en regard des cadres de référence (culture, pratique, rôle) qu'elles connaissaient si bien. Celles qui sont sorties du système pour chercher ailleurs – notamment à l'université – une structure capable de soutenir un travail de recherche fondé sur une démarche critique ont commis un acte de dissidence qu'elles ont dû assumer seules et, bien souvent, maladroitement.

Dans ces conditions – où l'on observe tout à la fois un positionnement ambivalent, l'antagonisme entre des forces contradictoires, l'absence de structure et de cadre soutenant un travail de formation ouvert à la créativité et au savoir, ainsi qu'un désenchantement du corps professionnel infirmier –, le recours à l'idéologie a permis de faire face aux contraintes et d'avoir l'illusion d'une réussite.

Cette problématique de la formation révèle deux aspects de l'échec de la formation au « rôle propre infirmier » :

- *l'écueil structurel :* les capacités des enseignantes de donner sens aux soins au-delà de leur dimension biomédicale sont limitées (de par leur formation, leur histoire et leur culture professionnelle d'origine). Même si les spécialistes des sciences humaines participent à la formation infirmière, il est probable que les connaissances ou les réflexions transmises par eux restent sans écho si l'expérience clinique ne peut en bénéficier, avec l'aide de ceux qui en sont les acteurs et les référents au quotidien – c'est-à-dire les infirmières et les formateurs – à travers l'exploitation et l'analyse des réalités vécues ;
- *le risque d'une pédagogie limitée à la prescription d'un rôle à appliquer* au détriment d'un accompagnement fondé sur l'analyse de la pratique conduisant à la construction identitaire à l'aide des savoirs appropriés. Les efforts déployés par les enseignantes pour convaincre les étudiants et les infirmières de l'importance du « rôle propre infirmier » en vue de défendre les intérêts professionnels témoignent clairement de la dérive pédagogique suscitée par le rôle propre et les espoirs de reconnaissance. En cela, elles ne font que reproduire la formation

infirmière qui a conduit à la production d'auxiliaires médicales ; or ces dernières avaient la possibilité de réinvestir leurs connaissances en situation de travail, puisqu'elles correspondaient parfaitement à ce qui était attendu d'elles, notamment de la part des médecins.

Comme on le voit, la formation s'est organisée dans l'illusion, sacrifiant les conditions qui permettent l'engagement de celui qui apprend dans une démarche d'appropriation de savoir. Autrement dit, la pédagogie privilégiée de l'école d'infirmières s'est organisée dans une double logique – et un clivage tenace – qui consiste d'une part à répondre aux besoins de l'institution hospitalière à la recherche d'auxiliaires médicales efficaces et d'autre part à satisfaire un idéal de changement à travers la valorisation du « rôle propre infirmier ».

La difficulté d'investissement dans un champ spécifique et la reproduction d'infirmières avant tout auxiliaires du médecin trouvent une explication dans cette organisation clivée et compartimentée de la formation, dont seuls les aspects retrouvés en écho dans les réalités pratiques ont un sens.

Pour une formation génératrice d'acteurs sociaux

La formation a pour but d'enrichir la société de nouveaux acteurs capables de répondre aux besoins de ses membres. La formation professionnelle des infirmières se réalise dans un cadre complexe associant des modèles rencontrés lors des stages dans les structures de soins et un lieu appelé institut de formation en soins infirmiers. L'écart – le « fossé » pour les plus pessimistes – entre les deux milieux est souvent dénoncé et regretté par les professionnels des soins, par les formateurs et par les élèves. Depuis plus de vingt ans, l'école d'infirmières puis l'IFSI ont porté à bout de bras le projet de changement articulé au rôle propre infirmier. La formation à la démarche de soins infirmiers, aux diagnostics infirmiers, aux sciences humaines a représenté un formidable espoir de pouvoir sur l'institution de soin et de changement initié par les infirmières. L'échec relatif de ce projet est facilement imputé aux enseignants. C'est méconnaître l'importance du système de formation, qui ne peut être réduit à l'école. Les difficultés analysées précédemment interviennent bien sûr dans le processus de formation, et l'attitude vis-à-vis du *nursing* par les professionnels eux-mêmes va être structurante pour les jeunes soignants qui les observent et les imitent. Mais l'école n'a pas qu'un rôle mineur, purement formel, sans pouvoir sur l'évolution des organisations de travail.

Sa mission, comme celle de toute formation, est de mener à l'autonomie par la construction de compétences conduisant à s'impliquer dans des rôles sociaux et contribuant à l'évolution sociale. Dans cette perspective, la formation doit viser l'accès au « savoir » au sens donné par Monteil, ce qui dépasse la transmission d'informations (que celles-ci soient « théoriques » ou pratiques) et tous les moyens prévus pour faciliter leur intégration. Le savoir ne peut être confondu avec la connaissance apportée par l'expérience, le vécu des choses et des situations éprouvé lors des stages par exemple. Le savoir, selon Monteil, résulte d'un système pédagogique de type contractuel dans lequel l'apprenant est invité à – et accepte de – mettre son vécu et sa connaissance des situations en travail sous des formes variées. L'information (théorique, conceptuelle) viendra comme une aide ; elle fournit des repères, des appuis qui vont fortement favoriser une démarche d'élucidation. C'est dans ces conditions prévues, gérées et contrôlées par le formateur que le savoir peut advenir. C'est d'une très grande utilité pour le système social, qui va se trouver enrichi et fortifié par les nouveaux venus chez qui cette démarche de savoir favorise :

> [L']unification de la personne par déchiffrage de la Connaissance, puis pénétration par elle dans un savoir réalisé, facteur de lucidité et d'efficacité[1].

En somme, ce qui est tout aussi important que les idées nouvelles et leurs références privilégiées, les méthodologies d'application qui les accompagnent et l'évolution des qualifications attendues, c'est la pédagogie mise en œuvre. Être acteur – c'est-à-dire capable d'action, ce qui est au cœur de l'idée du « rôle propre infirmier » (même si cette expression n'est pas adéquate) – ne se décrète pas. C'est le résultat d'une pédagogie complexe qui nécessite des formateurs ouverts, observateurs de multiples situations de soins pour s'engager en permanence dans une recherche de savoir, lucides sur les effets de la formation (insécurité liée à la perte, aux désillusions, aux risques d'échec mais aussi plaisir, assurance, confiance en soi, épanouissement personnel) et capables d'accompagner vers un savoir constructif, facteur primordial pour des investissements créatifs. C'est à l'école (l'IFSI) que ce cadre pédagogique peut être mis en œuvre de manière privilégiée en offrant un lieu et un temps où l'expérience peut se dire et être écoutée, s'analyser et s'élucider en même temps qu'elle participe à la réalisation d'un soi en quête d'identité.

---

1. Jean-Marc Monteil, *Dynamique sociale et systèmes de formation, op. cit.*, p. 118.

Les soins d'hygiène, et plus généralement les soins de base, à cause des multiples et fortes implications (émotionnelles, culturelles, sociologiques) qui s'y associent, ne peuvent pas dépendre seulement d'une pédagogie d'informations, que celles-ci soient techniques, psychologiques et/ou anthropologiques. Ils ne peuvent pas non plus se limiter à l'expérience de leur mise en pratique, car c'est cette expérience qui va déterminer les organisations défensives visant à prévenir les traumatismes éprouvés lors des premières toilettes : évitement de ces soins, médicalisation, dévalorisation. Comportements qui ne peuvent répondre à l'attente souvent complexe, car confuse, des personnes soignées. Mais les soins de base pourraient être des « moments privilégiés » d'écoute et d'attention aux besoins et au désir de l'autre, de soins au service de la dignité et de la liberté de la personne soignée, car ils confrontent bien souvent le soigné et le soignant au tragique qui est source d'émotions et de révélation de soi.

Il n'y a que le cheminement qui conduit au savoir qui pourra amener à concevoir une capacité infirmière autonome et créative qui consistera à reconnaître une demande dès qu'elle se fait entendre et à savoir la gérer par l'affirmation d'une position explicite et formelle au sein de l'organisation. Le « rôle propre », à nos yeux, c'est essentiellement cette capacité. (Ce qui dépasse bien entendu le sens formel et réducteur du « rôle » qui ne serait que reproduction.) Pour y parvenir, des conditions pédagogiques doivent être recherchées et mises en œuvre par les infirmières enseignantes qui, en raison de leur permanence à l'IFSI, sont les mieux placées pour pouvoir accompagner les étudiants en quête d'identité et de compétence.

Guy Jobert considère que « c'est dans la capacité de gérer un système de formation alternée [...] que peut s'élaborer une légitimation professionnelle spécifique[1]. » Il souligne le flou et les multiples appellations pour caractériser les professionnels permanents de la formation en IFSI, ce qui témoigne selon lui d'un problème identitaire, et il se positionne clairement pour une compétence pédagogique d'« analyse de la pratique ». Il démontre l'écart irréductible, incontournable et nécessaire entre « travail prescrit » (les théories et procédures pratiques, les conduites à tenir, etc.) et « travail réel » (l'adaptation aux situations toujours singulières) et dénonce l'illusion qu'il y aurait à penser que la formation puisse se suffire d'information. Mais la démarche d'élaboration et d'appropriation de savoirs doit être accompagnée par le formateur. Pour lui, c'est la mission

1. Guy Jobert, professeur au Département des sciences de l'éducation, Université Paris-Dauphine, conférence donnée lors de l'Assemblée générale du CEFIEC en mars 1996.

spécifique dévolue aux « enseignantes » en IFSI qui en fait des « accompagnatrices de la formation » :

> […] s'il est vrai que travailler n'est pas appliquer les savoirs appris à l'école mais produire des savoirs, alors l'accompagnement, c'est l'accompagnement de la production de ces savoirs[1].

Ces savoirs « incorporés », résultant de l'expérience des stages ou des situations de travail, doivent « passer par la conscience » pour que la pratique prenne sens :

> Tant que les savoirs produits dans le travail, tant que les systèmes de protection psychique ne peuvent pas être parlés, c'est-à-dire qu'ils passent du corps au corps, sans passer par la conscience, tant qu'ils ne peuvent pas être mis en mots, ils ne peuvent pas être pensés et donc mis à distance[2].

Les difficultés rencontrées par les infirmières lors de soins d'hygiène conduisent à penser que la formation actuelle n'a pas les moyens d'investir dans une analyse de la pratique ou de procéder à la clarification des conditions et des procédures favorisant la production de savoirs au sens indiqué par Monteil ou Jobert. Ce troisième axe d'exploration n'est pas plus déterminant que les deux précédents, car la formation infirmière et aide-soignante est très dépendante du système de soins en général. Toutefois, *nous postulons pour un appareil de formation non aliéné à l'organisation qu'il est censé servir afin de garantir et d'anticiper l'adaptation de celle-ci aux nécessaires changements suscités par l'évolution sociale et technique. Dans cette perspective, la finalité de tout appareil de formation est de concevoir et de mettre en œuvre une pédagogie visant la capacité créative et l'autonomie, qui passe par l'engagement dans une production de savoir.* Il ne s'agit pas seulement de transmettre pour appliquer, car cela aboutit à la reproduction et ne prépare pas à s'adapter aux situations complexes de travail et à les faire évoluer. Pourtant, c'est cette conception qui est à la base de la pédagogie le plus souvent mise en œuvre par les équipes enseignantes.

Dans le cadre de ce type de formation, l'apprentissage de « la toilette », à l'école, comprend souvent une démonstration pratique sur mannequin, des exercices d'entraînement et la mise à la disposition des étudiants d'une documentation technique. En stage, la bonne application est vérifiée en général lors des évaluations cliniques. Tout cet apprentissage s'accom-

1. *Ibid.*
2. *Ibid.*

pagne de recommandations, rappelées en toute occasion, pour respecter la pudeur et l'intimité de la personne soignée, ce que confirmera l'exploitation de stage éventuellement prévue au retour à l'IFSI. Les enseignantes s'efforcent également de montrer que ces soins sont importants pour les infirmières parce qu'ils s'inscrivent dans le rôle propre infirmier qu'il convient de préserver à tout prix (alors que, en réalité, l'infirmière – et encore moins l'infirmier – pratique peu de toilettes et que, si elle y est obligée, elle n'y voit le plus souvent rien de plus qu'une charge de travail supplémentaire). S'il est vrai que, à côté de cela, les étudiants infirmiers reçoivent un enseignement en sciences humaines assuré en général par des psychologues au cours duquel pourront être abordés les concepts de corporéité, de psychologie médicale, de relation, etc., les questions que l'on peut se poser sont : qui prévoit, organise et conduit la synthèse (celle qui a pour finalité le savoir) entre les dimensions physique et hygiénique d'une part et émotionnelle et affective d'autre part qui se confondent lors de ce soin et se complexifient en cas de dépendance totale ? qui met en travail l'interaction éprouvante qui caractérise cette relation de soin ? Actuellement, les structures de formation ne semblent pas pouvoir s'engager dans cette formation, ce qui n'exclut pas des tentatives variées et occasionnelles relevant surtout d'initiatives individuelles de certains cadres enseignants ou formateurs.

Réhabiliter les soins de base en favorisant la capacité créative des soignants

Le système de soins, comme tout système ouvert, est sollicité par du « bruit ». Celui-ci peut provenir des personnes soignées elles-mêmes. Discrets, faibles, se manifestant fréquemment sous des formes atténuées afin de ne pas perturber l'ordre médical, nous en avons toutefois repéré l'importance au cours des soins d'hygiène. Les infirmières sont peu disponibles pour la personne soignée qui demande à être entendue, du fait d'une structure professionnelle insuffisante ou inadaptée n'autorisant pas la prise en compte formelle de telles attentes. Néanmoins, le fait de pouvoir se réaliser pleinement, avec aisance, assurance et efficacité dans leur rôle d'auxiliaire médicale parfaitement maîtrisé leur permet de récupérer en partie lors des soins la demande confuse de la personne soignée.

L'idée de « rôle propre infirmier » a été introduite dans le système de soins – par le biais des structures de formation chargées de la promouvoir – en réaction à la tutelle et à l'autorité médicales, mal supportées dans le contexte d'évolution des mentalités. Cependant, le « rôle propre » n'a pas été véritablement intégré par l'institution, dont les structures de base, fondées par la culture médicale, sont restées relativement stables et identiques sur le plan des valeurs, des références et des pratiques. Le changement attendu reste isolé et fortuit, étant lié au dynamisme, et parfois à l'autorité, de certains cadres infirmiers, infirmières, voire médecins. Les élèves et les jeunes soignants prennent modèle sur les infirmières qu'ils côtoient en stage, le plus souvent à l'hôpital, et reproduisent les façons de voir, de faire et d'être de ces dernières. Quant aux sciences humaines, aux théories de soins infirmiers, aux conceptions de soins centrées sur la personne, à la démarche de soins et aux diagnostics infirmiers, matières enseignées dans les IFSI, faute de supports structurels solides, ils ne sont pas transférables sur le terrain. En l'absence de savoirs produits par les infirmières sur une hypothétique mission spécifique et d'une pratique effective accomplie avec le sentiment de se réaliser pleinement, la formation est privée d'un « patrimoine informationnel » relatif aux soins de base et n'a guère de sens. Pour beaucoup d'élèves, il y a erreur dans le programme imposé par l'école et, passées les contraintes de la formation, ils s'intègrent naturellement dans les équipes de soins qui ont su bien mieux que l'école les modeler et les former à leur image.

Au cours des stages de formation continue, les infirmières manifestent en général un grand intérêt pour leur rôle propre, assez idéalisé, grâce auquel elles espèrent pouvoir rivaliser avec le corps médical. Mais, revenues dans les services, donc dans la réalité des soins, il perd rapidement de son éclat et de ses promesses. Les soins de base qui constituent le rôle propre ne peuvent égaler le prestige des soins médico-techniques : triviaux, piètres, mineurs et recelant sans doute une part d'abject, ils accumulent les qualificatifs négatifs. Routiniers, ils n'ont pas l'attrait d'un pansement compliqué ou d'une réanimation lourde. Revenir aux soins de base représente pour beaucoup d'infirmières une régression et une atteinte narcissique intolérable. Enfin, certaines d'entre elles, moins hostiles à une implication dans les soins de base, redoutent la rencontre intime avec la personne soignée, rencontre qui n'est pas médiatisée par un instrument, un geste codifié par un protocole précis, qui réserve de l'inattendu et parfois de l'insupportable, enfin qui confronte à l'impuissance, si ce n'est à la culpabilité. Cette rencontre-là est bien différente de celle prévue et ordonnée par la culture médicale…

En somme, on doit convenir que les infirmières n'ont pas le sentiment de se réaliser pleinement dans l'accomplissement de leur rôle propre, qu'elles estiment décevant, peu valorisant, en marge des prestigieux investissements médico-techniques.

Pourtant, les besoins de soins d'entretien de la vie sont en constante augmentation et nécessitent, du fait de situations de plus en plus complexes (handicaps lourds, maladies chroniques, pathologies dégénératives, etc.), des professionnels capables d'écouter et de procéder à des analyses fiables, sachant s'impliquer dans un travail d'équipe multidisciplinaire. La part assumée par les infirmières dans les projets de soins doit être originale et créative, dans la mesure où elle participe du processus thérapeutique. C'est sur un projet infirmier en lien avec les soins de base que peut se construire le cheminement vers la guérison ou l'adaptation, tout en permettant la réalisation de soi à partir du sujet soigné écouté et aidé. Dans cette perspective, nous constatons que l'idée du « rôle propre infirmier », bien que reconnue et soutenue par un cadre légal, est difficile à concrétiser dans les investissements infirmiers pratiques. Pour y parvenir, il est indispensable de bénéficier d'une politique de soins infirmiers cohérente, impliquant des choix en termes d'organisation du travail, d'effectifs, de management et de formation, et qui sera directement liée à l'évolution des mentalités professionnelles ; et cette dernière repose sur le choix d'une stratégie de recherche et de production de savoirs en rapport avec le champ des soins de base libéré des contraintes du rôle à tenir, qui ne sert que la forme et les utopies.

Il faut rompre avec l'entreprise de conditionnement idéologique et corporatiste qui, loin de participer au développement de la qualité des soins, conduit surtout aux déceptions et à l'isolement appauvrissant des infirmières. Il faut imaginer des conditions de formation permettant l'émergence de la capacité créative – qui est en chaque être humain – dans des cadres de formalisation repensés et s'engager dans un soutien pédagogique fiable et sécurisant. C'est le seul moyen d'assurer la transformation des structures et, en même temps, d'enrichir le patrimoine informationnel des soins en donnant du sens à ce qui interfère dans la relation de soins déterminée par l'ordre médical et en créant des réponses (savoirs, savoir-faire et savoir-être) adaptées et nécessairement évolutives.

Autrement dit, le « rôle propre infirmier » ne peut se décréter ni s'imposer au nom d'un idéal qui serait meilleur. En revanche, sa réalité peut être construite et investie par chaque infirmière à partir de son expérience mise en travail et élucidée au moyen de données théoriques, à condition qu'un travail de deuil des illusions et de la toute-puissance curative s'accompagne d'une formation disposant d'un cadre approprié.

Conclusion

Au-delà du besoin d'aide pour un soin d'hygiène « ordinaire » et de la réponse institutionnelle formalisée et codifiée par un savoir technique, la toilette tend à sortir du cadre classique des soins et génère un espace-temps marginal et confus où nul ne peut tout à fait prévoir ce qui va se passer, se dire et se vivre ; un espace-temps d'imprévus et d'improvisations, donc, où la seule certitude est le lien physique qui relie deux personnes (ou trois pour les toilettes réalisées par deux soignants) dans une rare relation d'intimité qui renvoie non seulement à l'enfance de chacun, mais aussi à la condition humaine que la maladie, la vieillesse et le handicap interrogent immanquablement.

Les soins d'hygiène soumettent à la perception des soignés et des soignants des images, des odeurs et des sensations du corps malade, blessé, cassé, amputé, perfusé, drainé de ses humeurs et déchets, défaillant de souffle et de force, souillé et taché de sa substance vive ou abjecte. Discrètement, la toilette soulève, plus souvent que dans de nombreux autres soins, d'intenses sentiments parce qu'elle fait immanquablement s'opposer, tout au long de son déroulement, les désirs de vie et les forces de mort dont témoigne le corps.

C'est dans ce sens que nous avons mené cette réflexion. D'aucuns y trouveront sans doute une position et une vision exagérées, d'autres y verront peut-être une provocation. Nous espérons malgré tout qu'elle conduira à un débat fécond, source de nouveaux savoirs, car c'est de cela qu'ont besoin les personnes soignées et les soignants à une époque où le défi et les enjeux scientifiques et technologiques n'ont plus de limite. Pour nourrir un tel débat, nous rappelons ci-après les grands axes de notre périple autour de la toilette.

La relation de soins d'hygiène éprouve le soignant. Celui-ci doit affronter la nudité d'un adulte dans un rapport d'intimité total qui le bouleverse ; cela est surtout le cas des jeunes soignants, qui se voient soudain obligés de transgresser les interdits fondamentaux intériorisés par l'éducation : voir et toucher le corps d'un autre, adulte. Mais la découverte du corps mutilé, souillé, vieilli, handicapé et/ou déformé, que les opérations de toilette révèlent brutalement, est tout aussi choquante. C'est une expérience indicible pour les élèves confrontés dès leurs premiers stages aux personnes âgées dépendantes, qui prend chez les soignants « habitués » et confirmés un caractère mortifère dominé par l'idée de malédiction, de mal, d'abject et d'impuissance.

Outre le fantasme sexuel qui surgit facilement à l'évocation de la relation de soins infirmière-malade, la toilette de la personne soignée ne bénéficie pas du prestige des soins dits « techniques » : c'est une activité triviale, qui s'effectue principalement auprès de grands malades ou de vieillards et qui consiste avant tout à nettoyer, à enlever les souillures. La relation de soin passe ici par un rapport au sale, aux déchets du corps, dont on se débarrasse habituellement dans la discrétion la plus totale selon les pratiques transmises par l'éducation et la culture. Le soignant qui doit suppléer les personnes malades et dépendantes pour satisfaire leurs besoins de propreté est stigmatisé par l'abject et l'horreur que représente son rapport aux souillures et déchets corporels. Sa condition éveille les soupçons. Il faut être malchanceux, peu intelligent ou encore mauvais pour mériter un tel sort. Un épisode de la mythologie grecque illustre, à travers l'un des douze travaux d'Hercule, le rapport problématique aux souillures et aux déchets.

Héraclès (nom grec d'Hercule), fils de Zeus, est condamné, pour avoir tué sa femme et ses fils, à accomplir des travaux réputés impossibles ou phénoménaux. Parmi ceux-ci, il y en a en particulier un, inattendu, qui ne correspond pas à son rang social : il lui faut nettoyer les gigantesques écuries d'Augias. Devant l'infamie de ce travail déshonorant, en digne fils de Zeus, il s'en acquitte par la ruse : il détourne les cours des fleuves Alphée et Pénée qui emportent le fumier vers la mer. De plus, alors qu'il accepte sans protester les autres épreuves, beaucoup plus dangereuses mais nobles et héroïques (tels les combats avec des animaux et des monstres invincibles), il réclame pour celle-ci un tribut, car il n'en espère aucune gloire ni apaisement. En l'absence de bénéfices moraux et narcissiques, il veut obtenir une compensation, ce qui est accepté par Augias ; cependant, ce dernier n'honorera pas la dette quand il découvrira la ruse d'Héraclès.

Comme on peut le voir, le traitement des déchets, des détritus, des immondices est une tâche difficile qui provoque des résistances et qui, finalement, revient à ceux qui ont commis l'irréparable ou n'ont pu faire autre chose. Quel que soit le lieu des soins, les soins d'hygiène sont accomplis par le personnel le moins qualifié et hiérarchiquement situé au bas de l'échelle. Il n'y a pas si longtemps (et peut-être cela se fait-il encore ici ou là), on « condamnait » dans le milieu hospitalier les employés médiocres ou ayant commis des fautes professionnelles graves ou répétées à travailler dans les services de personnes âgées ou grabataires, où, pensait-on, leur incompétence ne pouvait prêter à conséquence.

Dans une perspective plus actuelle, le développement considérable de la gériatrie entraîne des besoins fortement accrus en soins de base, d'où une offre importante de travail dans ce secteur, ce qui explique que les jeunes infirmières et aides-soignantes y trouvent souvent leur premier emploi. Premières expériences de travail sans doute pénibles alors que perdure dans les mentalités le caractère trivial et accessoire des soins de base et que la réalité quotidienne dans laquelle elles doivent s'investir interroge continuellement leurs motivations soignantes.

Dans le cadre de la relation de soins d'hygiène, le soignant est aussi éprouvé par les interventions de la personne soignée qui sortent du cadre « autorisé » et qui témoignent du désir d'être entendu et reconnu. Pour lui, ce sont des interventions gênantes qui l'interpellent à propos de son pouvoir et des limites de ce dernier. C'est une confrontation au plus près de ses idéaux et désirs narcissiques, qui induit diverses positions, dont l'abandon ou la fuite, l'acharnement ou la violence, qui toutes témoignent de sa souffrance. Cependant, l'attitude courante des soignants consiste à relayer le médecin en rappelant les prescriptions de celui-ci et en surveillant qu'elles soient bien respectées par le malade. Sur ce plan, la toilette permet de surveiller la disposition de la personne à suivre le projet médical, jugé bon pour elle, et à faire preuve de coopération minimale dans sa mise en œuvre.

Malgré la volonté de promouvoir les soins de base, les soins d'hygiène ne bénéficient pas d'une considération très positive dans le milieu soignant. Leur contribution au processus de guérison ou d'adaptation mise en avant par certaines théories de soins n'est pas avérée (« n'a pas de sens ») et n'arrive pas à se substituer chez les soignants au sentiment de corvée. Les jeunes infirmières s'en détachent dès qu'elles le peuvent et préfèrent les soins dits « techniques » plus prestigieux, parce qu'ils sont associés à l'idée de savoirs scientifiques et d'efficacité médicale. Les soins techniques, eux, ont du sens. Leur réalisation implique un résultat, une évolution observable, un changement, qui est recherché et analysé en référence à des normes et connaissances médicales établies. Les toilettes relèvent de la servitude, de contraintes ou d'obligations. Elles sont toujours considérées comme dépourvues de savoirs connus et reconnus qui les légitiment, à part ceux relatifs à l'hygiène, même si leurs effets de « bien-être » et de

« stimulation » sont pris en compte. Les toilettes ne sont pas intégrées aux soins infirmiers. Au mieux, elles présentent pour les infirmières l'intérêt d'avoir une connaissance plus fine de la personne et de disposer d'informations plus complètes sur sa situation globale. Dans cette optique, elles utilisent la relation de toilette à des fins d'investigation, de recueil de données, et elle contribue ainsi à la détermination d'un projet de soins plus cohérent, plus riche, et à un résultat meilleur au plus près des problèmes identifiés.

Mais si la toilette peut être un moyen, un support commode en vue d'une plus grande efficacité professionnelle, elle est rarement conçue comme un acte de soins en soi participant directement au processus de guérison ou de réparation et de reconstruction, et ce quelle que soit l'importance des déficits ou des handicaps. Les soins d'hygiène restent mineurs et annexes, et les infirmières n'y voient, sauf dans les cas de technicisation liée à la situation (par exemple les grands brûlés, les immunodéprimés...), qu'un soin dévalorisant, ce qui rejoint parfaitement l'opinion du profane qui, en plus, plaint celles qui y sont obligées, car il estime que c'est un travail pénible, triste et souvent répugnant.

La personne soignée est éprouvée par les soins d'hygiène. Ce ne sont pas tant les désagréments dus à des pratiques et des logiques qui lui sont inhabituelles ni l'atteinte à ses besoins de pudeur et d'intimité qui en sont la cause, mais bien plus le fait de découvrir son état à l'occasion de la toilette qui implique une surexposition du corps en le donnant à voir, à sentir et à ressentir. La maladie, la dépendance génèrent un recours aux autres, soignants, signifiants institutionnels de qui sont attendus, dans un repli égocentrique de protection et de survie parfois, secours, aide et, surtout, espoirs. En ce sens, la personne soignée donne sans beaucoup de réserve – principalement dans le contexte de la médecine moderne – son corps à voir, à comprendre, à traiter et à réparer à ceux qui savent et peuvent quelque chose : les soignants.

Mais la toilette, par sa durée, les moyens nouveaux d'hygiène et probablement sa nature en marge de la culture institutionnelle dominante, est l'occasion de dire quelque chose de soi à partir de ce qui est perçu, senti et éprouvé. Les propos du soigné témoignent de ces tentatives d'affirmation de soi par une implication active dans une relation de soin particulière qui permet de sortir de celle déterminée par l'ordre médical, auquel, rappelons-le, le malade souscrit cependant souvent totalement.

Drôles, imagées, poétiques, pathétiques, inquiètes, coléreuses, naïves ou encore puériles, les remarques plus que les demandes des personnes soignées nous renvoient la dimension humaine de la maladie mais, surtout, de la dépendance dans ce qu'elles renvoient subjectivement de leurs rapports à la finitude et à la mort. Les soins d'hygiène, comme probablement tous les soins de base, sont des déclencheurs privilégiés et impitoyables du rapport de soi à soi en ce qu'il interroge l'origine et le destin de tout homme. Mais en même temps, ils portent en eux le besoin vital qui cherche le soutien d'un autre pour s'affermir et trouver des potentialités créatives.

La relation de soins d'hygiène soutient le désir d'être chez la personne soignée. Même si la toilette est l'occasion – douloureuse et souvent pénible – de faire part de ses sentiments et de ses désirs, nous avons aussi insisté sur l'importance pour le soigné de se « laisser aller » au plus près de ses sentiments, au risque de provoquer une émotion inattendue chez lui. D'autres soins peuvent conduire à cela, mais les soins d'hygiène sont probablement plus fréquemment impliqués dans ces crises douloureuses parce qu'ils révèlent beaucoup mieux les effets de la maladie, d'un traumatisme, d'une démence, du vieillissement…

Toutefois, dans le « je » qui parle de ce qu'il voit, de ce qu'il sent, il y a le sujet vivant, en vie (encore), et, de ce fait même, désirant. « Je » est toujours le signe d'une potentialité créative de sens, de savoir sur soi et pour soi, de vouloir quelque chose. Ce message, qui peut n'être qu'un regard, une mimique, un geste, une attitude, est le germe fragile mais précieux d'une résurgence du sujet anéanti par la maladie et parfois exclu par la prise en charge soignante. Il appartient au soignant de le reconnaître, de l'entourer et de le soutenir, car cette manifestation témoigne d'une volonté d'être et, par là même, est l'essence de la vie humaine. Tout ce qui contribuera à l'écouter soutiendra une possible capacité créative de soi, c'est-à-dire du sujet pensant qui, dès lors, peut avoir le sentiment que la vie vaut la peine d'être vécue.

La capacité créative du soignant. Pris au piège de la signification tragique des propos de la personne soignée, le soignant aura tendance à s'en détacher en faisant taire cette dernière. C'est comme si ses remarques inquiétaient ; elles interviennent comme bruit dans un contexte qui ne peut les accueillir sans se sentir menacé, et elles sont donc neutralisées. Revenons à cette vieille femme, dont la vie s'achevait lentement, qui crée une image au moment de sa toilette alors qu'elle voit son corps dénudé : ses seins qui s'en vont avec elle, elle est vieille... Le soignant (un homme) a permis qu'elle se raconte, qu'elle soit écoutée. Cette façon de « prendre soin » lui a donné le sentiment d'exister dans la tête d'un autre pour ce qu'elle était maintenant et ce qu'elle avait été mais aussi pour ce qu'elle savait de son devenir proche. Seule dans cette institution, sans famille, quelqu'un, le référent soignant en qui elle avait confiance, savait lui aussi et soutenait au moyen de ce savoir partagé sa fin de vie... C'est pour avoir permis cela que le soignant a été créatif : il a permis par une intervention qui prouvait son écoute que quelque chose advienne de la vie. L'importance d'une telle action est difficile à comprendre pour beaucoup de soignants qui se sentent obligés de prescrire des conduites, des modes de pensée – « n'y pensez plus ! » – ou encore qui ne peuvent concevoir que cette parole vive ne soit autre chose qu'une perturbation du projet auquel ils participent pleinement en s'en faisant les relayeurs zélés. S'affranchir du projet médical est impensable, même s'il en coûte à certains, pris entre le désir de la personne soignée qui se révèle pendant la toilette et la logique de l'institution. Pourtant, il est de plus en plus admis que, dans les nombreuses situations complexes qui nécessitent un accompagnement au-delà des limites des interventions curatives, le projet de soins ne peut pas dépendre de la seule réponse médicale. C'est la participation de tous les professionnels des soins, chacun selon sa capacité d'action (c'est-à-dire de décision et d'implication dans une démarche partagée), qui déterminera la qualité d'une organisation de soins. Une fonction soignante devra être promue en ce sens à partir du champ des soins qui relève des besoins de base et qui donne lieu à un ensemble de soins dits d'« entretien de la vie ». L'idéologie qui entoure « le rôle propre infirmier » a perverti sa finalité et a conduit à son échec pratique : faute d'être étayé sur une conception moderne des soins infirmiers, sur les sciences humaines et sur l'interaction soignant-soigné, il n'a pas dépassé le niveau des besoins biologiques et corporels. Ses défenseurs n'ont pas su trouver ni prouver le sens de l'action qui pourrait découler des relations de soins qu'il implique.

Les infirmières, comme tous les soignants, sont imprégnées de la culture médicale classique qui domine le système de santé, et même si elles souhaitent ardemment s'en détacher, elles n'ont pas trouvé dans une fonction soignante originale les fondements d'une réalisation professionnelle et personnelle qui leur apporte autant de satisfaction. Cette position paradoxale ne pourra évoluer qu'avec un soutien formatif qui permette l'éclosion de la capacité créative infirmière et aide-soignante dans les soins de base, car ces derniers représentent et représenteront toujours une part importante et irréductible des soins.

Les soins de base comme source de vitalité du système de formation. Un tel projet ne peut se contenter d'inciter les infirmières à faire des toilettes, voire de les rendre obligatoires. Si la formation a l'obligation de prévoir des interventions permettant d'acquérir des connaissances et une qualification pour répondre aux soins prescrits (dont fait partie la toilette), elle doit aussi imaginer des conditions pédagogiques permettant d'aller au-delà de l'information donnée pour mettre en travail l'expérience vécue par le soignant au cours des soins de base. Cadre difficile à définir, qui ne cessera d'être remis en question, mais dont un des invariants est la sécurité qu'il garantit, offrant ainsi un possible espace de jeu, condition à l'émergence de la capacité créative. Cependant, le référent qui garantit et anime ce dispositif – l'infirmière enseignante, le formateur – en collaboration avec les professionnels des soins et des spécialistes en sciences humaines, devra dans cette perspective se décentrer de son histoire (en la connaissant mieux et en la reconnaissant) et s'investir dans ce projet pédagogique qui consiste avant tout à accompagner la formalisation de l'expérience réelle vécue au cours des stages. C'est une qualification de « haut niveau » qui aidera, beaucoup plus sûrement que toutes les stratégies idéologiques dont les enseignants se sont faits les porte-parole consentants ou obligés, à rendre « le rôle propre » vivant, créatif, ouvert au service du développement des personnes soignées.

Socle des fantasmes communs, terrain fertile aux relations transférentielles, espace d'émotions fortes et pénibles : du fait des conditions mêmes de leur réalisation, les effets produits par les soins d'hygiène obligent le jeune soignant à trouver au plus vite les moyens pour y jouer son rôle tout en se préservant au mieux, tandis que, en même temps, il prévoit déjà de se sauver… Pourtant, l'allongement de la vie qui conduit certains grands vieillards à un état grabataire et les prises en charge médicales qui permettent la survie au prix parfois de handicaps lourds et de sévères dépendances nécessitent le recours à un système d'aides professionnelles durables : d'accompagnement bien sûr, mais aussi d'assistance, de maternage, etc. C'est un champ de soins relativement nouveau, dont la spécificité est de s'édifier dans un espace-temps confus, indéfini, où la mort se signale en permanence. Il demandera sans doute à être redécouvert et à être reconnu à travers l'élaboration des savoirs qui le fonde. La formation des soignants ne peut l'ignorer, et aura la charge d'imaginer des conditions pédagogiques permettant l'accompagnement constructif des expériences traumatiques et mortifères qu'il impose aux jeunes soignants, sachant que la solution n'est pas de les préserver de toute confrontation avec cette réalité du soin, car ils la rencontreront de toute façon et s'y investiront assurément. Mais plutôt que de « s'y faire », il est souhaitable qu'ils envisagent de s'y réaliser en faisant preuve de créativité... vitale pour eux comme pour les personnes qu'ils soigneront.

Alors que les soins de base peuvent ouvrir un champ d'investissements originaux pour les infirmières en quête d'autonomie, il leur reste à comprendre tout l'intérêt qu'ils représentent en redécouvrant l'œuvre des pionnières comme Florence Nightingale, Virginia Henderson notamment ou, plus récemment, Marie-Françoise Collière, pour qui les soins de base sont la source fondamentale de l'humain, sans lesquels hommes et femmes ne peuvent advenir, s'épanouir et vivre. Soins de vie, soins vitaux.

Bibliographie

Ouvrages théoriques généraux et spécifiques infirmiers

Ambroselli, Claire, *L'Ethique médicale*, Paris, PUF, 1998, coll. « Que sais-je ? ».

Anzieu, Didier, *Le Moi-peau, du dehors au dedans*, Paris, Dunod, 1995.

Arendt, Hannah, *Condition de l'homme moderne*, Paris, Agora Pocket, 1994.

Badinter, Elisabeth, *L'Un est l'autre. Des relations entre hommes et femmes*, Paris, Odile Jacob, 1986.

Balint, Michael, *Le Médecin, son malade et la maladie*, Paris, Payot, 1996.

Barthes, Roland, *Leçon*, Paris, Le Seuil, 1978.

Baudrillard, Jean, *De la séduction. L'horizon sacré des apparences*, Paris, Gallimard, 1988, coll. « Folio ».

Benvéniste, Émile, *Problème de linguistique générale*, Paris, Gallimard, 1974.

Bologne, Jean-Claude, *Histoire de la pudeur*, Paris, Olivier Orban, 1986.

Clavreul, Jean, *L'Ordre médical*, Paris, Le Seuil, 1978.

Collière, Marie-Françoise, *Promouvoir la vie. De la pratique des femmes soignantes aux soins infirmiers*, Paris, InterEditions, 1982.

Collière, Marie-Françoise, « Vers un exercice infirmier reconnu », *L'Infirmière Magazine*, n° 42, septembre 1990.

Collière, Marie-Françoise, « Redécouvrir... élaborer les savoirs des soins », *Cahiers du Grasi*, n° 10, 1992.

Collière, Marie-Françoise, *Soigner... le premier art de la vie*, Paris, InterEditions, 1996.

David, Elisabeth, « La Souffrance des soignants en gériatrie », *Revue de l'infirmière*, octobre 1990.

Delomel, Marie-annick, « L'Ensemble démarche de soins infirmiers et rôle propre infirmier », *Infirmière Enseignante*, janvier 1991.

Douglas, Mary, *De la souillure. Essai sur les notions de pollution et de tabou*, Paris, La Découverte, 1992.

Dubois Fresney, Catherine et Perrin, Georgette, *Le Métier d'infirmière en France*, Paris, PUF, 1996, coll. « Que sais-je ? ».

Flügel, J.-C., *Le Rêveur nu. De la parure vestimentaire*, Paris, Aubier-Montaigne, 1982.

Freud, Sigmund, *Le Mot d'esprit et ses rapports avec l'inconscient et Appendice : L'humour*, Paris, Gallimard, 1974, coll. « Idées ».

Freud, Sigmund, *Totem et tabou*, Paris, Payot, 1977, coll. « Petite Bibliothèque Payot ».

Freud, Sigmund, *Nouvelles conférences d'introduction à la psychanalyse*, Paris, Gallimard, 1994.

Giraud, Françoise, « Les Groupes de paroles », *Revue JALMAV*, n° 42, septembre 1995.

GRIPI, *L'Identité professionnelle de l'infirmière*, Paris, Le Centurion, 1986.

Guillermand, Jean, *Histoire des infirmières,* t. 1 : *Des origines à la naissance de la Croix-Rouge Française,* Paris, France Sélection, 1988.

Hall, Edward T., *La Dimension cachée*, Paris, Le Seuil, 1971, coll. « Points ».

Hélary, Jean-Pierre, « Le Retour à la relation humaine », *L'Hôpital à vif*, *Autrement*, série Mutations, 1989.

Henderson, Virginia, *La Nature des soins infirmiers*, présentation des textes, chronologie biographique et notes explicatives par Marie-Françoise Collière, Paris, InterEditions, 1994.

Hesbeen, Walter, « Pour une réorientation du soin infirmier », *Objectif Soins*, n° 28, décembre 1994.

Hesbeen, Walter, *Prendre soin à l'hôpital. Inscrire le soin infirmier dans une perspective soignante,* Paris, InterEditions/Masson, 1997.

Jodelet, Denise, « Représentations sociales : phénomène, concept et théorie », *in* Serge Moscovici (dir.), *Psychologie sociale,* Paris PUF, 1984, p. 357.

Kaës, René, *L'Idéologie : études psychanalytiques*, Paris, Dunod, 1980.

Kaufman, Jean-Claude, *Corps de femmes regards d'hommes*, Nathan, 1995.

Knibiehler, Yvonne (dir.), *Cornettes et blouses blanches. Les infirmières dans la société française de 1880 à 1980*, Paris, Hachette, 1984.

Kristeva, Julia, *Pouvoirs de l'horreur, essai sur l'abjection*, Paris, Le Seuil, 1980.

Laplantine, François, *Anthropologie de la maladie*, Paris, Payot, 1986.

Leakey, Richard, *Les Origines de l'homme*, Paris, Arthaud, 1980.

Le Breton, David, *Corps et sociétés. Essai de sociologie et d'anthropologie du* corps, Paris, Librairie des Méridiens, 1985.

Le Breton, David, *Anthropologie du corps et modernité*, Paris, PUF, 1990.

Lemoine-Lucioni, Eugénie, *La Robe. Essai psychanalytique sur le vêtement*, Paris, Le Seuil, 1983.

Lhez, Pierrette, *De la robe de bure à la tunique pantalon*, Paris, InterEditions, 1996.

Loux, Françoise, *Le Corps dans la société traditionnelle*, Paris, Berger-Levrault, 1979.

Monteil, Jean-Marc, *Dynamique sociale et systèmes de formation*, Maurecourt, UNMFREO, 1985

Morin, Edgar, *La Méthode. La vie de la vie*, Paris, Le Seuil, 1980.

Morin, Edgar, *Le Paradigme perdu. La nature humaine*, Paris, Le Seuil, 1983.

Morin, Edgar, *Introduction à la pensée complexe*, Paris, ESF, 1990.

Piaget, Jean, *Le Structuralisme*, Paris, PUF, 1968, coll. « Que-sais-je ? ».

Rouvière, M. et Verdun, S., « Corps objet, corps sujet, corps médiateur d'une relation », *Soins Psychiatrie*, n° 20, juin 1982.

Sciences humaines, dossier « À quoi servent les rites ? », n° 58, février 1996.

Sontag, Susan, *La Maladie comme métaphore*, Paris, Le Seuil, 1979.

Touraine, Alain, *Critique de la modernité*, Paris, Fayard, 1992.

Verdier, Yvonne, *Façons de dire, façons de faire ; la laveuse, la couturière, la cuisinière*, Paris, Gallimard, 1978.

Vigarello, Georges, *Le Propre et le sale ; l'hygiène du corps depuis le Moyen Âge*, Paris, Le Seuil, 1985.

Winnicott, Donald W., « La Théorie de la relation parent-nourrisson », *in De la pédiatrie à la psychanalyse*, Paris, Payot, 1969.

Winnicott, Donald W., *Jeu et réalité, l'espace potentiel*, Paris, Gallimard, 1975.

Œuvres littéraires et témoignages

Bauby, Jean-Dominique, *Le Scaphandre et le papillon*, Paris, Robert Laffont, 1997.

Beauvoir, Simone de, *Une mort très douce*, Paris, Gallimard, 1992, coll. « Folio ».

Dacher, Michèle, « Histoire de Louise », *in L'Intime, Autrement*, 1986.

Duras, Marguerite, *Hiroshima mon amour*, Paris, Gallimard, 1984, coll. « Folio ».

Giono, Jean, *Le Hussard sur le toit,* Paris, Gallimard, 1995, coll. « Folio Plus».

Hamsun, Knut, *Benoni,* Paris, Gallimard, 1994, coll. « Folio ».

Kafka, Franz, *La Métamorphose*, suivi d'une étude de Nabokov, Paris, Le Livre de Poche, 1993.

Lefébure, Ségolène, *Moi une infirmière*, Paris, Stock, 1973.

Mann, Thomas, *La Montagne magique*, Paris, Le Livre de Poche, 2 vol., 1984-1985.

Maupassant, Guy de, *Une vie*, Paris, Librio, 1997.

Morante, Elsa, *Aracoeli*, Paris, Gallimard, 1984.

Murphy, Robert F., *Vivre à corps perdu*, Paris, Plon, 1990.

Riffaut, Madeleine, *Les Linges de la nuit – écrit en état d'urgence*, Paris, Julliard, 1974.

Romains, Jules, *Knock*, Paris, Gallimard, 1983, coll. « Folio ».

Thérame, Victoria, *Hosto-blues*, Paris, Éditions des Femmes, 1974.

Tolstoï, Léon, *La Sonate à Kreutzer* suivi de *La mort d'Ivan Ilitch*, Paris, Le Livre de Poche, 1969.

Zola, Émile, *Thérèse* Raquin, Paris, coll. « Presses Pocket », 1991.

Documentation diverse et professionnelle

Bret, Eric et Rechtman, David, *Les Exclus du crépuscule*, film réalisé avec la participation de la Fondation IPSEN et du CNC, Méli-Mélo Productions, 1992.

Bruno, G., *Le Tour de la France par deux enfants. Devoir et patrie*, livre de lecture courante, première édition : 1877 ; rééd., Paris, France Loisirs, 1982.

Commission Nationale des Infirmières, *Rapport du 9 décembre 1988 sur la demande de Claude Evin Ministre délégué à la Santé.*

Compagnie des Sœurs de la Charité de Saint-Vincent de Paul, *Soins infirmiers aux malades*, éd. de 1979.

Delomel, Marie-annick, *La Représentation professionnelle chez l'élève infirmier(e). De quelques incidences sur sa formation*, prestation écrite de licence de sciences de l'éducation de Bordeaux, 1988, non publié.

Delomel, Marie-annick, *Les Sciences humaines dans la formation des infirmières : du bruit sans écho*, mémoire de DESS de Sciences de l'éducation de Bordeaux, 1991, non publié.

Documents statistiques SESI du Ministère de la Santé en collaboration avec les DRASS sur *La Formation aux professions de la santé en 1996-1997*, n° 290, octobre 1997, et *Les Écoles de formation aux professions de santé en 1990-1991.*

L'Express, en collaboration avec Europe 1 : *Les Français se lavent*, 9-15 février 1995.

Gineste, Yves et Marescotti, Rosette, « La Toilette du malade en institution : un acte de santé », *L'Aide-Soignante*, octobre 1996.

Lawrysz, M., « Organisation, administration hospitalière et rôle propre : quelle incidence ? », allocution aux Journées de Dijon organisées par le CEEIEC en 1987 (compte rendu paru dans *Infirmière Enseignante*, n° 10, 1987).

59, Av. Émile Didier
05003 Gap Cedex
Tél. 04 92 53 17 00
Dépôt légal : 147
Juin 2011
Imprimé en France

Toutes les encres et les vernis utilisés sont certifiés d'origine végétale.
Les eaux de mouillage des machines, les plaques, les produits
de développement et les chutes de papier sont recyclés.

Imprimerie certifiée IMPRIM'VERT.